SCORPIO
We Change the World

W0293194

Dominique de Marné

ICH BIN NICHT KOMISCH, MEIN KOPF FUNKTIONIERT NUR ANDERS

Mein offener Umgang mit psychischer Gesundheit

SCORPIO
We Change the World

Dieses Buch enthält Links zu externen Webseiten Dritter, auf deren Inhalte der Scorpio Verlag keinen Einfluss hat. Deshalb können wir für diese fremden Inhalte auch keine Haftung übernehmen. Für die Inhalte der verlinkten Seiten ist stets der jeweilige Anbieter oder Betreiber der Seiten verantwortlich. Die verlinkten Seiten wurden zum Zeitpunkt der Verlinkung auf mögliche Rechtsverstöße überprüft, rechtswidrige Inhalte waren nicht erkennbar. Bei Bekanntwerden von Rechtsverletzungen werden wir derartige Links umgehend entfernen.

Wichtiger Hinweis
Die Informationen und Ratschläge in diesem Buch wurden mit größter Sorgfalt von Autor und Verlag erarbeitet und geprüft. Alle Leserinnen und Leser sind jedoch aufgefordert, selbst zu entscheiden, ob und inwieweit sie die Anregungen in diesem Buch umsetzen wollen. Eine Haftung des Autors bzw. des Verlags für Personen-, Sach- oder Vermögensschäden ist ausgeschlossen.

MIX
Papier aus verantwortungsvollen Quellen
FSC
www.fsc.org
FSC® C014889

Vollständige Taschenbuchausgabe 2021

Scorpio, ein Imprint der Europa Verlage GmbH, München
Logoentwurf: Hauptmann und Kompanie, Zürich
Umschlaggestaltung: Danai Afrati, München
Umschlagmotiv: © Adobe Stock/Nataliya
Satz: Danai Afrati
Druck: Pustet, Regensburg
ISBN 978-3-95803-414-3

www.scorpio-verlag.de

INHALT

PROLOG

Das Herz klopft, ich bin nervös, aufgeregt, angespannt, habe Angst, will mich unsichtbar machen. Ich stehe an der Kasse im Supermarkt. Auf dem Band neben mir liegen Knäckebrot, ein Joghurt, Kaugummis, eine Zeitschrift, Eistee und Red Bull. Und Prosecco. Und Bier. Aber das ist alles nur Alibi, nur Ablenkung. Eigentlich geht es mir um die zwei Flaschen Wodka, die auch auf dem Band liegen. Die mir zwei Tage lang zumindest ein wenig Ruhe und Sicherheit geben werden.

Ich bin dran. Bin extra freundlich, tue extra normal. Als wäre es nichts Außergewöhnliches, zwei Flaschen harten Alkohol zu kaufen. Unter der Woche. Mitten am Tag. Für mich ist es auch nicht außergewöhnlich, für mich ist es Alltag. Einpacken, bezahlen, nichts wie weg. Wieder ist es gut gegangen. Wieder hat mich niemand gesehen – denke und hoffe ich jedenfalls. Wieder hat mich niemand angesprochen, niemand erkannt, niemand versucht, mich abzuhalten.

Die Anspannung verfliegt, der Herzschlag normalisiert sich, die Aufregung ist vorbei. Jetzt beginnt der gute Teil. Zu Hause angekommen erwarten mich Entspannung, Belohnung, Ablenkung. Meine Welt wird leicht werden, das ununterbrochene Chaos in mir drin zumindest für eine Weile verschwinden. Der Schmerz wird für ein paar Stunden weniger werden, das Leben erträglicher. Das ist jedenfalls die Hoffnung. Dass das alles nur kurz zutrifft, nur nach den ersten Schlucken, und dass es danach nur noch schlimmer, schmerzhafter und unerträglicher wird, weiß ich – *aber ich tue es trotzdem.*

Ich weiß auch, dass ich, während ich mich alleine zu Hause in meinem Zimmer betrinke, mir mit Kopfhörer bestimmte Lieder sehr laut und immer wieder anhören werde. Dass ich vielleicht versuchen werde zu schreiben. Den Dingen Namen zu geben. Und ich weiß, dass ich irgendwann eine Rasierklinge in der Hand halten werde, mit der ich mir immer wieder in den linken Unterarm schneiden werde.

Und ich weiß, dass ich dann irgendwann erschöpft einschlafen werde, um am nächsten Morgen immer noch erschöpft und mit Restalkohol im Blut versuchen werde, den vergangenen Abend anhand der umherliegenden Gegenstände zu rekapitulieren. Hauptsächlich um sicherzugehen, dass es keine Indizien dafür gibt, dass jemand etwas mitbekommen hat.

Nach diesem Routinecheck wird der erste Schluck nicht lange auf sich warten lassen. Ich werde meine Mischung für den ersten Teil des Tages ansetzen und zur Schule gehen.

EINLEITUNG

»Was hätte dir geholfen?«

Eine Frage, die mir oft gestellt wird, seit ich mich als psychisch krank geoutet habe. Eine Frage, die ich mir natürlich auch öfter selbst gestellt habe. Was hätte der 17-, 21-, 27-jährigen Version von mir geholfen, sich früher Hilfe zu suchen? Es nicht so lange allein zu versuchen? Nicht so lange ein Parallelleben zu führen?

Und inzwischen kenne ich die Antwort: Mir hätte es geholfen, wenn ich früher gewusst hätte, dass ich krank bin. Dass ich nicht nur einfach komisch, schwach, unfähig, dumm, anders bin, es im Gegensatz zu allen anderen nicht auf die Reihe bekomme. Dass es für so viele meiner Probleme eine Erklärung gibt, eine Diagnose, dass es anderen Menschen geht wie mir, dass ich nicht allein bin und vor allem: dass es eine Behandlung gibt. Dass es besser werden kann.

Das ist ein Grund, warum ich heute so offen über meine Erfahrungen spreche. Nicht weil meine Geschichte besonders schlimm oder außergewöhnlich ist. Sondern weil sie eigentlich gar nicht so außergewöhnlich ist. Weil viele Menschen, ob jung oder alt, viel zu lange, viel zu allein mit ihren Problemen sind. Weil sie im Zweifelsfall nicht wissen, dass sie krank sind.

Bei mir gingen »die Probleme« so um das Jahr 2002 herum los, als ich 15 oder 16 war. Mittlerweile weiß ich, dass es weder die Pubertät noch mein eigenes Unvermögen waren, die mein Leben, sagen wir mal, *spannender* machten, sondern eine Borderline-Persönlichkeitsstörung. Weil ich meine Diagnose aber erst 2013 erhielt, bedeutete dies, dass ich die zehn Jahre davor versucht hatte, selbst irgendwie damit klarzukommen.

Dabei hat mir für knapp 15 Jahre der Alkohol – oder wie ich ihn gerne nenne: Mr. A. – »geholfen«. Das hat er leider ganz schön gut gemacht, so dass sich zur Borderline bald auch noch eine Abhängigkeit gesellte. Trinken war mein Versuch, die Kontrolle über meinen Kopf zurückzubekommen. Doch auch das war nur eine Illusion, und ziemlich bald war es Mr. A., der mich und mein Leben kontrollierte. Es dauerte nicht lange, bis sich eine dicke, fette Depression entwickelte und sich den beiden anschloss. Und so hatte ich drei Begleiter bekommen, die mir noch lange Gesellschaft leisten würden.

Hätte mir in der Schule einmal jemand etwas über Depressionen & Co. erzählt, wäre ich vielleicht auf den Gedanken gekommen, mich zu informieren. Hat aber niemand, weswegen ich zehn Jahre meines Lebens verloren habe – und genau das möchte ich anderen ersparen. Zu verändern, wie wir über psychische Gesundheit reden, und zu bewirken, dass wir überhaupt darüber sprechen, ist mittlerweile so etwas wie meine Mission geworden.

Meine Mission und ich haben in Hamburg zueinander gefunden, wo ich 2014 eine zwölfwöchige stationäre Therapie gemacht habe. Dort habe ich zum ersten Mal erlebt, wie groß die Scham Betroffener sein kann. Welche Formen Stigmatisierung annehmen und welche Auswirkungen sie haben kann. Auch bei mir wusste lange niemand, wie schlecht es mir ging, wie viel ich trank, dass ich mich selbst verletzte, wie verzweifelt und kaputt ich war. Aber all die Zeit wusste ich nicht, dass ich krank bin.

I'm on a mission

Als ich mit 27 die Diagnosen bekam, bedeutete das für mich eine riesige Entlastung, eine unglaubliche Erleichterung. Es gab eine Erklärung für mein »Anderssein«. Es gab Bücher darüber, andere Menschen, denen es genauso ging wie mir. Und vor allem: Es gab Hilfe, Therapien, die Erfahrung, dass es anders, besser werden kann. Auch wenn es trotzdem noch eine gewisse Zeit dauerte, bis ich mein »Coming-out« hatte und offen mit meinen Problemen und Krankheiten umgehen konnte.

Dort aber, in Hamburg, saßen nun Menschen, die seit Jahren wussten, welche Krankheiten ihnen das Leben zur Hölle machten. Und trotzdem taten sie alles Erdenkliche, damit niemand in ihrem Umfeld etwas davon mitbekam. »Aber du hast dir das doch nicht ausgesucht? Es ist eine Erkrankung! Genau wie Krebs oder Diabetes. Darüber würdest du doch auch offen sprechen, dich nicht schämen!«, war die Reaktion. Ich konnte nicht glauben, es nicht fassen, dass sie das anstrengende, Kräfte zehrende Versteckspiel, welches ich auch so lange gespielt hatte, einem offenen Umgang damit vorzogen, weil die Angst vor den Reaktionen der Umwelt so enorm war.

An genau dieser Stelle beschloss ich, dass sich etwas ändern muss. Dass *ich* etwas verändern möchte. Wenige Monate später ging mein Blog *Traveling | the | Borderline* online, auf dem ich über meine Erfahrungen, meine Fortschritte, meine Rückschläge und meine Arbeit schreibe.

Dass ich – sozusagen nebenbei – ein Studium in Kommunikationswissenschaft und Psychologie abgeschlossen habe, schadet meiner Mission natürlich nicht besonders – eher im Gegenteil.

Nach und nach sind aus dem Blog mehr und mehr Projekte und Kooperationen entstanden. Mittlerweile halte ich Vorträge, gehe in Schulen und zur Polizei, um aufzuklären, bin national und europaweit vernetzt. Und nun dieses Buch, mit dem ich all das, was mir so wichtig ist, was ich in den letzten Jahren gelernt und erlebt habe, an einer Stelle bündeln darf.

Meine Therapeutin, die mich seit 2013 begleitet, sagte einmal, noch recht zu Beginn unserer Zusammenarbeit, zu mir: »Frau de Marné, Sie stecken so viel Kraft in den Versuch, allen zu zeigen, vorzuspielen, dass es Ihnen gut geht, damit bloß keiner merkt, dass bei Ihnen etwas nicht stimmt. Wenn Sie all diese Kraft einmal in etwas anderes investieren, dann können Sie die Welt verändern.« Und nun, knapp fünf Jahre später, sitze ich hier und verändere die Welt. Stück für Stück, Wort für Wort. Denn es muss sich etwas ändern.

Eine neue Art der Normalität

An unserer Auffassung, unserem Umgang mit »normal« muss sich etwas ändern. Dieses Wort hat einen enorm großen Einfluss auf uns. Es sorgt dafür, dass wir uns mitunter nach Regeln richten, die nicht zu uns passen. Einerseits wollen wir normal sein, dazugehören, sozial nicht ausgeschlossen werden, mitreden können. Andererseits wollen wir auffallen, einzigartig sein, unverwechselbar. Individualität wird nicht nur in den sozialen Medien groß geschrieben.

Der Duden definiert normal als

1. der Norm entsprechend, vorschriftsmäßig,
2. so beschaffen, geartet, wie es sich die allgemeine Meinung als das Übliche, Richtige vorstellt.

Was in dieser Definition nicht drinsteht, ist, dass es so viele Ausprägungen dieser Begriffe wie Menschen auf der Erde gibt. Wir alle befinden uns an irgendeinem Punkt auf Skalen, die uns nach verschiedensten Merkmalen und Eigenschaften unterscheiden.

Je nachdem, welche Eigenschaften wie gemessen werden, landen wir aber womöglich ganz woanders auf der Skala. Meist sind uns die Breiten, die verschiedenen Ausprägungen auf diesen Skalen gar nicht so bewusst. Aber wir gehen quasi automatisch davon aus, dass auch der Rest der Welt sich in einer ähnlichen Umgebung auf der Skala befindet.

Und ja, für einige Eigenschaften gilt auch etwas, das sich **Normalverteilung** nennt. Die meisten Menschen landen dabei irgendwo in der Mitte, die wenigsten an den Rändern. Dabei werden aber im Allgemeinen nur einzelne Eigenschaften betrachtet. Würde man nun alles, was uns Menschen ausmacht, kombinieren, zusammenwerfen und neu auswerten, sähe das Ergebnis wohl anders aus. Dann mischt sich eine wunderbare Sache namens Individualität ein, und am Ende landen wohl niemals zwei Menschen in allen Punkten am Ende auf der gleichen Stelle. Und das ist auch gut so. Selbst Zwillinge machen unterschiedliche Erfahrungen und haben somit vielleicht identische Körper, aber noch lange keine identischen Leben.

Wie verschieden normal sein kann, sieht man schon bei Dingen wie Nahrung, sauberem Wasser, Wohnen – was für uns in Europa »normal« ist, ist für Menschen auf anderen Kontinenten unvorstellbar, luxuriös oder auch kurios. Besuchen wir eine japanische Familie zu Hause, erleben wir ein ganz anderes »Normal« als bei einem Besuch unserer Verwandten im Schwarzwald.

Und genau wie für viele andere Merkmale gilt dieses breite Spektrum auch für unseren Charakter, unser Wesen, unsere Bedürfnisse und Meinungen – kurz: für unsere Psyche. Empfinden wir etwas als unnormal oder ungewöhnlich, so erweckt dies oft im ersten Moment Angst, Unsicherheit und somit eine abwehrende Haltung. Wir bleiben lieber beim Gewohnten und schieben Unbekanntes gerne erstmal beiseite.

Wir brauchen Hilfe, wenn wir etwas verstehen wollen, was für uns noch nicht normal ist. Wir brauchen jemanden, der es uns erklärt, damit wir es auf unseren Skalen einordnen, in unser Spektrum einsortieren können. Dies gilt besonders für Dinge, die wir nicht sehen, nicht physisch greifen können – wie eben psychische Krankheiten.

Ich glaube, dass kaum ein Mensch einen anderen absichtlich stigmatisiert, sondern dass fast immer Hilflosigkeit, Unsicherheit und Unwissen dahinterstecken. Es braucht jemanden, der dabei hilft, die Sache greifbar zu machen, indem er von seinen Erfahrungen erzählt, sein Wissen weitergibt. Und dann merken wir, dass wir mehr mit dem Thema zu tun haben, als uns anfangs vielleicht klar war. Oder wir sehen endlich, dass wir nicht so allein sind, wie wir lange dachten. Dass auch andere Menschen auf der »Normal-Skala« in ähnlichen Bereichen unterwegs sind wie wir.

Psychisch krank zu sein ist normaler, als wir denken. Und normal zu sein ist unnormaler, als wir es erwarten. Ein paar Fakten dazu:

- Jeder dritte Deutsche hat mindestens einmal im Leben ein behandlungsbedürftiges psychisches Problem.
- Mehr als 10 000 Menschen nehmen sich jedes Jahr in Deutschland das Leben – das bedeutet alle 53 Minuten ein Suizid.
- Experten gehen davon aus, dass etwa alle 5 Minuten jemand versucht, sich das Leben zu nehmen.
- Selbstmord steht auf Platz 2 der häufigsten Todesursachen in der Altersgruppe der 18- bis 25-Jährigen.
- Der allgegenwärtige Konsum von Alkohol bringt dem Staat 3 Milliarden an Steuereinnahmen – die Folgen des Konsums kosten die Volkswirtschaft allerdings 40 Milliarden.

* Jeder dritte Notarzteinsatz hat mit psychischen Krankheiten zu tun.
* Psychische und Verhaltensstörungen sind nach Erkrankungen des Kreislaufsystems die teuerste Krankheitsklasse.
* Etwa 80 Millionen Tage fehlen Arbeitnehmer aufgrund von psychischen Erkrankungen – damit sind sie die zweithäufigste Ursache für Arbeitsunfähigkeit.

Mit diesen Zahlen will ich keine Angst einflößen, sondern vielmehr verständlich machen, wie groß das Problem ist, von dem wir hier reden.

Allein 5 Prozent der Menschen in Deutschland leiden an einer *Major Depression,* also einer schweren Depression. Das sind vier Millionen Menschen! 4000000. Für die gibt es aber kaum eine Lobby, keine regelmäßigen Spendensammlungen.

Nur mal zum Vergleich: Pro Jahr erkranken etwa 1800 Kinder in Deutschland an Krebs. Und jetzt bitte die Hand heben, wer noch nie an einem Stand vorbeigelaufen ist, an dem man für die kleinen Patienten spenden konnte. Oder der noch nie von jemandem gehört hat, der für krebskranke Kinder sammelt.

Ich muss es eigentlich nicht sagen, tue es aber trotzdem: Ja, der Vergleich ist vielleicht makaber. Und ja, ich finde Krebs auch unfassbar schlimm, nicht nur bei Kindern. Immerhin ist mein eigener Vater auch daran verstorben. Ich möchte nur verdeutlichen, wie absurd der Umgang mit psychischen Krankheiten in unserer Gesellschaft ist.

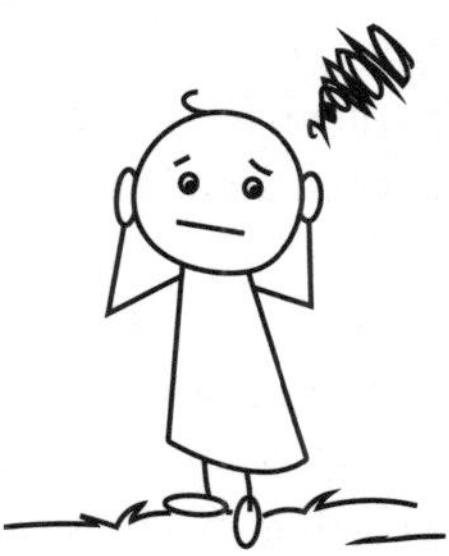

Gute Chancen

Weltweit sieht die Sache nicht viel besser aus. Die WHO spricht von 322 Millionen Menschen mit Depression. Und auch hier zum Vergleich: 35 Millionen Menschen leben mit Krebs. Insgesamt liegt Deutschland im Mittelfeld, wenn es um die Psyche geht, ob Depressionen oder Suizid. Es gibt keinen Beruf, keine Stadt, keinen Schulabschluss und auch keinen Kontostand, die uns helfen, von psychischen Problemen verschont zu bleiben. So sind auch bei den Ländern mit den höchsten Suizidraten sowohl Entwicklungs- als auch Schwellen- und Industrieländer vertreten. Es ist lediglich festzustellen, dass asiatische und osteuropäische Länder die Spitzenpositionen belegen.

Wenn es um die Häufigkeit von Krankheiten geht, so hört man immer wieder das Wort **Prävalenz.** Das ist nichts anderes als ein Fachbegriff für *Krankheitshäufigkeit.* Oder um es mit Wikipedia zu sagen: *Prävalenz sagt aus, welcher Anteil der Menschen einer bestimmten Gruppe definierter Größe zu einem bestimmten Zeitpunkt an einer bestimmten Krankheit erkrankt ist oder einen Risikofaktor aufweist.* Einfacher gesagt: Hohe Prävalenz heißt »Die Chancen stehen gut«. In diesem Fall die Chance dafür, mindestens einmal im Leben selbst betroffen zu sein.

Ob direkt oder indirekt betroffen, all die Menschen hinter den genannten Zahlen haben Angehörige, sie haben Väter, Mütter, Söhne, Töchter, Brüder, Schwestern, Tanten, Onkel, Cousins, Cousinen, Neffen, Nichten, Enkel, Großeltern, Freunde, Partner, Kollegen, Kameraden, Bekannte, Lehrer, Mitschüler, Vorgesetzte und Nachbarn. Es ist also kein besonderes Mathetalent vonnöten, um zu erkennen, dass die Chancen ziemlich gut stehen, selbst irgendwann mit dem Thema in Berührung zu kommen.

Wir wissen, dass unser Körper anfällig und nicht für die Ewigkeit gemacht ist. Also kümmern wir uns um ihn. Wir gehen zur Vorsorge und zu Routine-Check-ups, putzen uns die Zähne, bewegen uns, achten darauf, nicht zu viel Butter aufs Brot zu schmieren, ernähren uns vegan oder auch nicht. Praktisch für jeden Teil unseres Körpers wissen wir, was richtig ist und wie wir auf ihn aufpassen können. (Was noch lange nicht heißt, dass wir uns genügend kümmern. Aber zumindest wissen wir theoretisch, was richtig beziehungsweise gesund wäre.)

Und auch um die Dinge in unserer Umgebung kümmern wir uns. Wir schützen unsere Smartphones mit Folien aus Diamantglas, gönnen dem Auto regelmäßig einen Besuch in der Werkstatt, und der Wasserkocher wird alle paar Wochen entkalkt. Und wenn wir etwas nicht allein können, dann suchen wir uns Hilfe. Wir wenden uns an einen Profi, der sich damit auskennt, ob es um unser Handy, unser Auto, unsere Waschmaschine geht oder darum, etwas Neues zu lernen oder in irgendeinem Bereich besser zu werden. Bei solchen Dingen einen Profi zu konsultieren, ist absolut »normal«.

Das alles wird ein bisschen anders, wenn es um das Innere unseres Kopfes geht. Da denken wir auf einmal, dass dieser alles ganz allein hinbekommt. Dass er weder Schutz, Pflege noch einen Fachmann braucht.

Wir gehen nicht zur Depressions-Vorsorge, zur Abhängigkeits-Früherkennung oder zur Gedanken-Spiegelung. Wir muten unseren Köpfen Dauerbeschallung, Stress, konstante Smartphone-Nutzung zu, gönnen ihm aber kaum Ruhe. Im Zweifel kürzen wir bei unserer eigenen Energie, beim Schlaf, bei Erholung – das Hirn wird es schon aushalten.

Kein ernstzunehmender Profi, auf welchem Gebiet auch immer, ist ganz allein zu dem geworden, was er ist. Ob Spitzensportler, Geigenvirtuose oder CEO – hinter ihm (oder besser: um ihn herum) stehen Trainer, Lehrer, Coaches und Therapeuten. Aber wir denken weiterhin, dass wir das alles schon allein hinbekommen. Und auch unsere Helden in Film und Fernsehen sind nur in den seltensten Fällen absolute Einzelkämpfer, die ohne Unterstützung von Profis durch ihre Geschichte kommen.

Ich schließe mich selbst nicht aus. Wie lange habe ich nach dem Motto gelebt: »Ich schaffe das allein! Ich bekomme das hin! Ich brauche keine Hilfe!« Genauso war es, und ich habe dadurch wertvolle Lebenszeit verloren. Und so geht es Tag für Tag vielen anderen Menschen.

Aber wir können daran etwas ändern. Wir zusammen, und auch jeder für sich. Indem wir das Thema *Mental Health* aus der Tabuecke herausholen. Wir können mit dem Thema »normal« umgehen und aufhören, dem Innenleben unseres Kopfes eine Sonderbehandlung zuteilwerden zu lassen.

Wenn sich an unserem Umgang etwas ändert, so tun wir nicht nur etwas für unsere eigene Gesundheit und die von den Menschen um uns herum. Wir verhindern Leid, retten Leben, sparen Geld, entlasten Einzelne und das System. Und das alles einfach nur, indem wir reden.

Und genau das will ich mit diesem Buch, mit meiner Geschichte erreichen: dass wir anfangen zu reden. Denn das hätte mir geholfen.

WIE KOMMT'S? – »DEPRESSION UMSTÄNDEHALBER ABZUGEBEN«

Nun wissen Sie, liebe Leser, also, wer hinter diesem Buch steckt und warum es sozusagen geschrieben werden musste. Was nun folgt, ist eine – soweit möglich – chronologisch angeordnete Reise durch unsere Köpfe. Und ganz besonders durch meinen.

Angefangen beim Ursprung, den Gründen und Auslösern für eine psychische Erkrankung über die verschiedenen Diagnosen, dem Unterschied zwischen »krank« und »gesund« weiter zu Therapien und dem richtigen Umgang. Als roter Faden, sozusagen als Reiseführer, wird meine eigene Geschichte dienen, anhand derer ich die verschiedenen Stationen erläutere.

Zum Einstieg widmen wir uns also der Frage (eigentlich sind es drei Fragen): Wer wird wann und warum psychisch krank? Nun, kurz gesagt: Es ist kompliziert, es gibt keine eindeutige Antwort. In der Fachsprache wird das als **multifaktoriell** bezeichnet. Es bedeutet schlicht, dass es mehrere Komponenten gibt, die einen Einfluss darauf haben, wer – ob – wann – wie krank wird. Das gilt für den Kopf ebenso wie für den Körper.

Es gibt nicht das eine Gen, den einen falschen Satz der Eltern, den einen Tag, das *eine* Ereignis, die *eine* Fernsehsendung, die krank machen, sondern es ist eine Kombination aus allen. Immerhin weiß man heute, dass es drei Hauptfaktoren gibt, die das Ganze beeinflussen: die Gene, das Umfeld und das Leben an sich.

Es liegt in der Familie

Fangen wir mit den Genen an, denn damit fängt ja auch das Leben an. Wir bekommen von unseren Eltern diese Grundausstattung mit auf den Weg, und so wie in manchen Familien gewisse Krebsarten oder Diabetes gehäuft vorkommen oder mehr Schlaganfälle auftreten als in anderen Familien, so gibt es auch für psychische Krankheiten eine genetische Veranlagung. Profis sprechen hier von **Disposition** oder **Prädisposition.**

Egal, welchen Begriff man dafür verwendet, es bedeutet das Gleiche: Manche von uns haben mehr Glück in der genetischen Lotterie gehabt als andere. Wenn ich bei meinen Schulprojekten vor der Klasse stehe und den Zusammenhang zwischen Genen und psychischen Krankheiten erklären möchte, dann klingt das meistens so:

Der eine hat von Geburt an quasi in Übergröße DEPRESSION auf seine Gene geschrieben. Die Wahrscheinlichkeit, dass es ihn erwischen wird, ist also recht groß – wenn man nur die Gene berücksichtigt. Da er aber in einem tollen Umfeld aufwächst und das Leben es generell eher gut mit ihm meint, hat diese Depression keine Chance auszubrechen.

Der andere hat auf seinen Genen nur ganz klein Depression stehen, hat also eigentlich gute Chancen, ungeschoren davonzukommen. Leider wächst er jedoch in einem Umfeld auf, das ihm nicht wohlgesonnen ist, und auch das Leben legt ihm einige Steine in den Weg. Die genetisch bedingte kleine Depression hat unter diesen Umständen gute Chancen, ihm das Leben (zusätzlich) schwer zu machen.

Das ist sehr vereinfacht dargestellt und soll nur verdeutlichen, wie kompliziert die Zusammenhänge sind. Noch ist es der Wissenschaft nicht gelungen, eindeutig alle jene Gene zu bestimmen, die einen Einfluss darauf haben, wen welche psychische

Krankheit treffen wird. Ob das eines Tages gelingen wird und welchen Einfluss dies auf Prävention, Verlauf und Behandlung haben wird, bleibt abzuwarten.

Die eigene Veranlagung zu kennen, die einzelnen Puzzleteile auszumachen, die bei einem vorliegen und die auf die eigene Biografie einen Einfluss hatten, kann genauso hilfreich sein wie die Suche im Äußeren. Und so habe auch ich in meiner Therapie nach und nach einige Puzzleteile gefunden, die mir zumindest teilweise erklären konnten, warum und wieso es bei mir so gekommen ist, wie es gekommen ist.

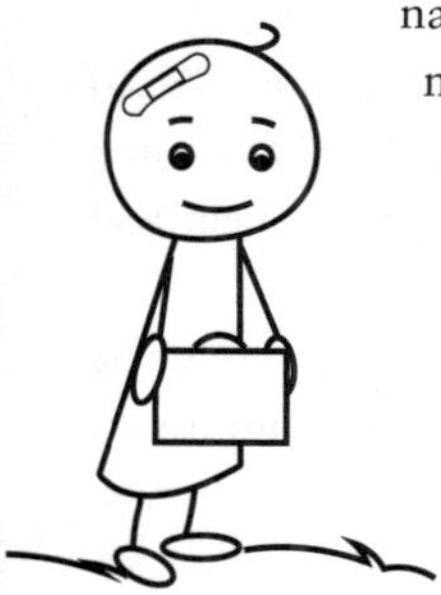

Auch bei mir liegt der Anfang in den Genen. Heute weiß ich, dass es in meiner Familie Fälle von Depression und Spielsucht gab. Das erste Puzzleteil.

Unter diesen Umständen

Auch über die Gene hinaus hat die Familie einen großen Einfluss darauf, wie wir uns entwickeln. Auf körperlicher Ebene, aber auch auf geistiger. Werden unsere Bedürfnisse ernst- und wahrgenommen und befriedigt, schon in den ersten Lebensmonaten? Und auch bereits davor? Schon in den neun Monaten vor unserer Geburt werden entscheidende Weichen gestellt.

Sind Mutter und Kind ausreichend mit Nährstoffen versorgt? Gibt es Faktoren, die Stress verursachen und sich hormonell auf die werdende Mutter auswirken? Die Liste an Dingen, die uns quasi von der ersten Sekunde an beeinflussen, ist schier endlos: Krieg, Hunger, Flucht, Nährstoffmangel, Alkohol, Stress, Umwelteinflüsse.

Sind wir schließlich auf der Welt, wird unser Erleben von unzähligen Faktoren beeinflusst, die auf allerlei Ebenen auf uns einwirken, vor allem von den Erfahrungen, die wir mit anderen Menschen machen. Wie wird mit uns und miteinander umgegangen? Gibt es viel Verständnis, Zuneigung, Stabilität, Vertrauen, oder ist das Zusammenleben eher geprägt von Misstrauen, Abwertung, Instabilität und Unsicherheit? Werden wir, unsere Empfindungen und Gedanken ernst genommen und verstanden? Wird uns das Gefühl gegeben, geliebt, gebraucht, geschätzt, wahrgenommen und wertvoll zu sein? Oder wird uns das Gefühl gegeben, falsch, wertlos, schwach, unnütz zu sein? Dies muss nicht allein auf verbaler Ebene, also über Worte, geschehen. Viel mehr findet auf der Ebene des Verhaltens statt.

Besonders in den ersten drei Lebensjahren werden so manche Dinge »entschieden«, die uns dann ein Leben lang beeinflussen, dazu gehören unter anderem unser Selbstwert, unser Beziehungsverhalten und unser Vertrauen.

Das Umfeld besteht (zum Glück) aus mehr als nur der Familie. Wichtige – im positiven wie im negativen Sinne – Bezugspersonen können auch aus der Umgebung außerhalb des Familienkreises kommen. Die Nachbarin, die dem Kind die Aufmerksamkeit geben kann, die es zu Hause nicht bekommt; der Lehrer, der dem Kind etwas zutraut, ihm zeigt, dass es etwas erreichen kann – aber auch der Onkel, der das Kind missbraucht. So kann manches familiäre Defizit von einem **validierenden** Umfeld ausgeglichen werden, von einem **invalidierenden** allerdings auch beschädigt werden. **Validieren** bedeutet, frei gesprochen, dass man uns und unsere Bedürfnisse und Gedanken versteht und ernst nimmt – oder nicht.

Und wir gehen noch einen Schritt weiter, denn auch *wie* und *wo* und *wann* wir aufwachsen, hat einen großen Einfluss darauf, wie es uns geht. Dabei müssen die Zusammenhänge nicht immer so einfach sein, wie sie zunächst scheinen: Ein Flüchtlingskind, das in einem provisorischen Lager aufwächst, kann unter Umständen glücklicher ins Leben starten als das Kind wohlhabender Eltern, die kaum Zeit, aber dafür jede Menge Erwartungen und Ansprüche an ihren Nachwuchs stellen. Während das Kind im Flüchtlingslager – vereinfacht dargestellt – umgeben von Gleichaltrigen aufwächst und lernt, mit wenig glücklich zu sein, leidet das andere Kind möglicherweise an mangelndem Selbstwert und emotionaler Verwahrlosung.

Ich bin 1986 geboren, im Jahr des Atomreaktorunfalls von Tschernobyl. Ob das irgendetwas mit meinem Erleben zu tun hat, kann ich nicht sagen. Was ich aber sagen kann, ist, dass der plötzliche Tod meines Onkels wenige Wochen vor meiner Geburt einen Einfluss auf mich beziehungsweise vor allem auf meine Mutter hatte. Innerhalb weniger Wochen hatte sie einen geliebten, wichtigen Menschen verloren und einen neuen dazubekommen. Wie schwierig das gewesen sein muss, kann ich mir nicht vorstellen. Dass solch eine Situation einen Menschen überfordert, kann ich mir jedoch vorstellen. Ein zweites Puzzleteil, das mit dem dritten im engen Zusammenhang steht.

Denn noch bevor ich meinen ersten Geburtstag feiern durfte, habe ich angefangen, Ohnmachtsanfälle zu bekommen. Einfach so, von jetzt auf gleich war ich wie ausgeschaltet. Keine Bewegung, kein Mucks – als hätte mich jemand ausgeknipst. Meine Eltern waren natürlich alarmiert, besorgt, und ab ging es zum Arzt. Und dann zum nächsten. Es wurde untersucht und versucht herauszufinden, was mit mir los sein könnte. Zwischenzeitlich gingen die Anfälle munter weiter.

Nachdem so gut wie alles untersucht worden war, was man untersuchen konnte, von Epilepsie bis zum Herzen, erhielten meine Eltern schließlich vom Arzt die Aussage: »Ihr Kind macht das mit Absicht. Es möchte Sie manipulieren. Lassen Sie sich das nicht gefallen.«

Heutzutage würde das so – hoffentlich – nicht nochmal passieren. Heute sind Ärzte aber auch weniger Halbgötter in Weiß, als sie es damals waren; das medizinische Wissen ist auch in der Allgemeinbevölkerung größer, es gibt das Internet, Google, Foren. Aber damals eben nicht. Und so blieb meinen Eltern quasi nichts übrig, als der Aussage des Mediziners Glauben zu schenken.

Und so war es irgendwann nichts Besonderes mehr, wenn ich meine Anfälle hatte. Ich wurde dann quasi aufs Bett geworfen, und man wartete ab, bis ich wieder zu mir kommen würde. Und es ging ziemlich lange so. Bis kurz vor meiner Einschulung war das beinahe unser tägliches Programm. Und wohl am entscheidendsten war die Tatsache, dass mir mehr oder weniger direkt vermittelt wurde, dass ich das »Arschlochkind« sei, das alle manipulieren und kontrollieren wollte. Ich bekam indirekt die Schuld daran, dass meine Brüder kein normales, gesundes Verhältnis zu mir aufbauen konnten.

Und diese Sichtweise habe ich natürlich übernommen – was blieb mir auch anderes übrig. Erst Jahre später in meiner Therapie habe ich gelernt, dass Boshaftigkeit nur eine Möglichkeit ist, mein Verhalten zu erklären. Die andere lautet: Überlebensstrategie. Das erkläre ich am besten mit den Worten meiner Therapeutin: »Frau de Marné, glauben Sie nicht, dass, wenn ein kleines Bündel Mensch, noch kein Jahr alt, keine andere Möglichkeit sieht, als sich komplett auszuschalten, dass da vielleicht eine ganz schön große Notsituation vorhanden gewesen sein könnte?« So hatte ich das noch nicht gesehen. Ergibt aber irgendwie Sinn.

Heute glaube ich, dass die schwierige Situation meiner Mutter während meiner Geburt dazu geführt hat, dass ich in den ersten Monaten meines Lebens manche Dinge, die ich dringend gebraucht hätte, nicht bekommen habe – auf emotionaler Ebene. Ich gebe meinen Eltern keine Schuld, sondern bin mir sicher, dass sie damals das in ihren Augen Bestmögliche getan und gegeben haben. Dass sie mir nicht schaden wollten. Auch aus den Gesprächen mit anderen Müttern weiß ich inzwischen, dass »das Beste« manchmal von außen sehr komisch aussehen kann, während es sich nach innen hin ganz anders anfühlt.

Was folgte, war eigentlich eine ziemlich normale Kindheit, mit Familienleben, Ausflügen, Dänemark-Urlauben, die in liebevoll geführten Fotoalben festgehalten wurden. Mit dem heutigen Wissen schaut man natürlich auch auf diese Zeiten mit einem anderen Blick. Mir fallen Dinge auf, die früher nicht weiter von Bedeutung waren, die ich heute als erste Ausläufer meiner Krankheit erkenne. Da wäre zum einen, dass ich schon immer dazu tendiert habe, etwas entweder zu lieben oder zu hassen. Da gab es wenig dazwischen. Dieses Schwarz-Weiß-Denken ist typisch für die Borderline-Persönlichkeitsstörung. Auch vom Gefühl, nie wirklich dazuzugehören, egal, wie beliebt man ist, berichten viele Betroffene. Als ob eine Glaswand zwischen mir und den anderen Kindern und generell anderen Menschen ist.

Was für ein Ereignis

Wir kommen also mit unseren Genen auf die Welt und haben ein spezifisches Umfeld. Aber ganz unabhängig davon macht das Leben mit uns, was es will. Das Leben und die Überraschungen, die schönen und die weniger schönen, die es für uns bereit hält, sind der dritte Faktor, der darüber bestimmt, wer und ob und wann jemand krank wird. Die Grenzen zwischen der »Umfeldkategorie« und dieser Kategorie sind teilweise fließend. Hierzu gehören prägende Lebensereignisse wie der Tod eines Angehörigen, Missbrauch, Krankheit, Unfälle, aber auch Umzüge, Mobbing sowie Umweltkatastrophen, Krieg und Flucht – wobei wir wieder beim Umfeld wären.

Es gibt auch objektiv schöne Dinge wie Heirat, die Geburt eines Kindes oder eine Beförderung, die das Leben auf den Kopf stellen können. Allen diesen Ereignissen ist gemein, dass sie uns aus der Balance werfen können. Auch wenn wir nicht hundertprozentig zufrieden sind, so arrangieren wir uns doch meistens mit dem, was ist, und lernen, damit umzugehen. Passiert nun etwas Einschneidendes, ob gut oder schlecht sei erstmal dahingestellt – so können die Dinge ins Wanken geraten. Und wir merken, dass unsere Strategien vielleicht nicht ganz so gut waren, wie wir gedacht oder gehofft hätten.

Oft sind es Ereignisse im beschriebenen Umfang, die eine akute psychische Krise auslösen. Es kann aber auch sein, dass dahinter ein schleichender Prozess steckt, dass sich die Depression über Jahre »anschleicht«, die Essstörung über Monate hin Anlauf nimmt und den passenden Moment »abwartet«, um uns dann aus der Bahn zu werfen und die Kontrolle zu übernehmen. Wenn wir schwach, ausgelaugt, gestresst sind, so haben es nicht nur Keime leichter, in unser Immunsystem einzudringen. Sondern auch psychischen Krankheiten wird weniger Widerstand entgegengesetzt, wenn sie sich in unserem Kopf einnisten.

Mein eigenes nächstes größeres Puzzleteil ereignete sich zu Beginn meiner Pubertät, als mein Vater eine Krebsdiagnose erhalten hat. Die Auskunft der Ärzte damals lautete, dass Patienten mit dieser Art Tumor selten länger als ein Jahr überlebten. Mein Vater blieb noch acht Jahre bei uns. 2006 ist er schließlich auf der Palliativstation eines großen Münchner Krankenhauses verstorben.

Während dieser Zeit hat der Krebs unser Leben natürlich ununterbrochen beeinflusst. Es gab gute, bessere und schlechte Phasen. Es gab zahlreiche Operationen, Klinik- und Reha-Aufenthalte. Nach einer dieser Operationen, die gut verlaufen war, flogen meine Eltern zwei Wochen lang in den Urlaub. Und was macht man als pubertierende Jugendliche, wenn die Eltern aus dem Haus sind? Richtig: Man schmeißt eine Party.

Auf diese Party kamen neben Freunden von mir und meinem Bruder auch Freunde dieser Freunde. Und einer dieser Freundesfreunde hat die »Gelegenheit« genutzt und mich vergewaltigt. In meinem Zuhause, in meinem eigenen Zimmer, in meinem eigenen Bett. Tata – das nächste Puzzleteil. Das war dann auch das Puzzleteil, um meine psychischen Probleme so richtig in Gang zu bringen.

Mit das Schlimmste damals für mich war, meinen Eltern erzählen zu müssen, was passiert ist. Ich wollte vor allem meiner Mutter nicht noch mehr Sorgen machen, als sie sowieso schon hatte. Am liebsten wäre mir gewesen, wenn es für immer ein Geheimnis geblieben wäre. Aber da ich am Tag nach der Party mit unserer Nachbarin ins Krankenhaus gefahren bin, um untersucht zu werden, war die Verschweige-Variante ausgeschlossen.

Als meine Eltern dann zurück waren, lief es nicht so, wie wir uns das vorher überlegt hatten, sondern meine Mutter fand ungeplant einen Brief der Klinik in der Post und wollte natürlich wissen, was es damit auf sich hat. Ab diesem Zeitpunkt versuchte ich, mein Umfeld davon zu überzeugen, dass ich den Vorfall locker weggesteckt habe. Was natürlich nicht der Fall war.

Und ich war nicht nur fest entschlossen, mit niemandem darüber zu reden. Sondern auch, das Thema mir selbst gegenüber zu ignorieren. Ich wollte nicht daran denken, nicht nachfühlen müssen, was passiert war. Und weil ich so überzeugt von dieser Variante war, hat sich wohl auch kaum jemand getraut, einmal nachzufragen. **Flashbacks** gab es natürlich trotzdem. Die Angst, ihm zufällig auf der Straße zu begegnen – München ist ja bekanntlich ein Dorf. Bis heute zucke ich zusammen, wenn die drei Buchstaben, die seinen Namen ergeben, irgendwo auftauchen.

Auch wenn ich inzwischen darüber geredet habe, mir die Gedanken und Gefühle, die diese traumatische Situation in mir hinterlassen hat, angeschaut habe, hat es viele Jahre gedauert, bis ich verstanden habe, warum ich nicht zur Polizei gegangen bin beziehungsweise gehen konnte – weil ich nämlich dachte, ja, davon überzeugt war, selbst mit schuld gewesen zu sein. Ich war ja schließlich nicht mehr ganz nüchtern gewesen.

In gewisser Weise hat mit dieser Erfahrung mein Doppelleben angefangen: Auf der einen Seite war ich die funktionierende Tochter, die sich in zahlreichen Gruppen an der Schule engagierte, mit bunten Klamotten und Glöckchenbändern an den Füßen herumlief und in einer Band spielte. Und auf der anderen Seite haben mich meine Gefühle, die Emotionen und Gedanken geradezu von innen kaputt gemacht. Die nächsten Jahre habe ich dann versucht, mit diesem Chaos irgendwie klarzukommen, habe Strategien entwickelt, die vielleicht nicht wirklich hilfreich oder klug waren, die mir aber geholfen haben.

Diese Puzzleteile zu kennen, löst natürlich nicht die Probleme, die sie verursacht haben. Auch kann ich meine Vergangenheit nicht ändern, mein Leben nicht neu schreiben. Ich muss ohne Wenn und Aber akzeptieren, was in meiner Vergangenheit liegt. Das heißt nicht, dass ich alles gut finden oder verstehen muss. Aber es heißt, dass ich mich nicht länger frage(n muss): »Was wäre wenn? Hätte? Könnte? Müsste?« Denn diese Fragen wiederum sind oft sinnlos und wenig zielführend, da sie nicht in unserer Macht liegen.

Das biopsychosoziale Modell

Fachleute sprechen bei diesem Zusammenspiel aus biologischen, psychologischen und sozialen Faktoren vom **biopsychosozialen Modell.** Es findet sowohl bei psychischen wie bei physischen Krankheiten Anwendung. Und auch wenn es nicht unumstritten ist, glich es bei seiner Entwicklung in den 70er-Jahren doch einer Art Revolution. Immer mehr Mediziner erkannten, dass die Ursachen nicht immer so klar und einfach sind, wie man das gerne hätte. Dass hinter so mancher Krankheit ein komplexes Zusammenspiel steckt, welches bei der Behandlung berücksichtigt werden muss.

Die Psyche leistet Widerstand

Sind wir gerade schwach, ausgelaugt oder gestresst, so nennt man das auch **vulnerabel.** Immer wieder liest man diesen Begriff im Zusammenhang mit der Entstehung von Krankheiten – nicht nur psychischer Natur. **Vulnerabilität** bedeutet so viel wie *Anfälligkeit* oder *Verwundbarkeit.* **Resilienz** ist das Gegenteil und umschreibt die *Widerstandskraft* eines Menschen.

Die drei Faktoren Gene, Umfeld und Erleben beeinflussen, in welchem Bereich einer Skala, auf der an dem einen Ende »Vulnerabilität«, an dem anderen »Resilienz« steht, wir uns befinden. Sie bestimmen, wie leicht wir aus der Bahn zu werfen sind. Resiliente Menschen meistern schwierige Phasen leichter, überstehen Krisen oft unbeschadet und sehen in ihnen häufig sogar noch eine Chance. Vulnerable Menschen sind hingegen leichter aus dem Gleichgewicht zu bringen. Bei ihnen können schon kleinere Ereignisse dafür sorgen, dass sie »den Kopf in den Sand stecken«.

Auch wenn unsere Gene beeinflussen, wo zwischen diesen beiden Polen sich jeder Einzelne befindet, so kann sich dies im Lauf unseres Lebens trotzdem ändern. Und nicht nur im großen Zusammenhang sind die Begriffe von Bedeutung, sondern auch im Alltag können wir sie nutzen, um uns besser zu verstehen: Wenn wir schlecht geschlafen haben, uns Zahnschmerzen quälen und wir Angst vor dem nächsten Arzttermin haben, und wenn dann auch noch das Auto komische Geräusche macht, dann braucht es nicht mehr viel, um uns zum Ausrasten oder Weinen zu bringen. Wir sind an diesen Tagen vulnerabler, also verwundbarer. Sind wir hingegen ausgeschlafen, erholt und freuen uns auf den Kinobesuch am Wochenende, dann darf der Chef auch mal schlechte Laune haben, wir können damit umgehen und sind resilienter, widerstandsfähiger, gegenüber Stressoren.

Wenn Sie also das nächste Mal nicht verstehen, warum eine vermeintliche Kleinigkeit Ihnen gerade den letzten Nerv raubt, dann lohnt sich ein Blick auf Ihre Vulnerabilität: Was beschäftigt Sie gerade? Wie haben Sie geschlafen? Haben Sie Hunger?

Vulnerabiliäts-Stress-Modell

Dieses Modell findet in der klinischen Psychologie Anwendung. Es beschreibt, wie anfällig ein Mensch für eine oder generell für psychische Krankheiten ist. Sagen wir, es braucht auf einer imaginären Skala eine 100, damit zum Beispiel eine Depression ausbricht. Manche Menschen haben von Anfang an schon 60 Punkte auf der Skala. Sie haben vielleicht – umgangssprachlich ausgedrückt – eine »dünne Haut« und sind empfindlich. Andere, die mit dem »dicken Fell«, starten nur mit 20 Punkten ins Rennen. Stellen wir uns nun vor, es gibt Stress, der auf der Skala

50 Punkte groß ist (eine Trennung, Ärger bei der Arbeit, finanzielle Sorgen oder Ähnliches). So steht derjenige mit der niedrigeren Startpunktzahl nun bei 70, ist also immer noch schön weit entfernt von den »gefährlichen« 100 Punkten. Bin ich aber schon mit 60 Punkten losgelaufen und bekomme diese 50 nun noch oben draufgepackt, dann liege ich über der Grenze – die Krankheit bricht aus. Ebenfalls einen Einfluss auf das System haben das soziale Netz sowie die dem Menschen zur Verfügung stehenden Bewältigungsmöglichkeiten.

Stress lass nach

In den Medien liest und hört man immer wieder, dass eben dieser Stress für die steigende Anzahl an psychischen Erkrankungen verantwortlich ist. Meiner Meinung nach ist das (leider) nicht so einfach, wie es scheint.

Und erstmal: Was ist Stress überhaupt? Die meisten haben schon gehört, dass es »guten Stress« und »schlechten Stress« gibt. Ich bin mir nicht so sicher, ob diese Unterscheidung sinnvoll ist. Auch dass nicht der Stress an sich das Problem ist, sondern wie wir diesen bewerten, ist eine Botschaft, die man immer wieder liest. Und im Ansatz sind wohl beide Gedanken richtig. Statt mit diesem abstrakten Begriff »Stress« arbeite ich persönlich lieber mit einer Akku-Metapher.

So wie unsere ständigen Begleiter, die Smartphones, haben auch wir Menschen einen Akku. Nun gibt es Dinge, die unseren Akku entladen, und andere Dinge, die unseren Akku aufladen – wie beim Smartphone. Schaue ich mir stundenlang YouTube-Videos an, so muss ich mich nicht wundern, wenn ich bald eine Akkustandswarnung bekomme. Schaue ich hingegen nur ab und zu aufs Display, schreibe E-Mails oder Ähnliches, so wird der Akku lange halten.

Auch wir Menschen haben in unserem Leben verschiedene »Apps«, die unsere Reserven unterschiedlich schnell aufbrauchen: Arbeit, Familie, Ehrenämter, Haushalt, Organisation, Behördentermine, Pendeln und so weiter. Renne ich zwischen diesen Dingen hin und her, ohne mich zwischendrin »aufladen« zu können, geht der Akku schnell zur Neige. Eine gewisse Zeit hält der Akku es aus, immer wieder über seine Kapazitäten hinaus belastet zu werden. Er schaltet dann auf Notstrom um, damit alles weiterläuft. Auf Dauer funktioniert diese Überlastung aber nicht. Die Gesamtleistung sinkt, der Akku geht immer schneller zur Neige.

Das Handy laden wir an der Steckdose auf. Was aber machen wir mit unseren Akkus? Auch dafür gibt es verschiedene Apps: Sport, Faulenzen, Kino, Natur, Spielen, Shoppen, Schlafen und so weiter. Die Dinge, die uns Kraft geben, können ebenso unterschiedlich sein wie die Dinge, die uns Kraft nehmen. So mancher von uns sammelt vielleicht bei der Arbeit Kraft, und erst wenn er nach Hause zur Familie kommt, wird es anstrengend. Bei anderen ist es genau andersherum. Für die einen bedeutet eine Laufrunde durch den Wald pure Erholung, andere kommen schon beim Gedanken daran ins Schwitzen.

Natürlich gibt es ein paar Dinge, die uns Menschen generell guttun (Bewegung, Schlaf, gesunde Ernährung etc.). Aber nicht jeder von uns empfindet die Dinge, die ihm »eigentlich« guttäten, auch als angenehm. Oder jedenfalls nicht sofort.

Bei dem Akkumodell geht es mir aber vor allem darum, ein Bewusstsein für unsere begrenzten Kraftreserven zu schaffen. Der zweite Schritt besteht dann darin herauszufinden, was einem persönlich guttut – und was nicht. Natürlich können wir, sobald wir das erkannt haben, unser Leben nicht von heute auf morgen umkrempeln: den Job kündigen, die Familie verlassen, nur noch schlafen. Aber wir können daran arbeiten, das System mehr und mehr ins Gleichgewicht zu bringen. Das können ganz kleine Schritte sein: nach Feierabend auf dem Heimweg ein paar Minuten auf dem Handy spielen (soll doch das seinen Akku aufbrauchen), weil uns das entspannt; sich nach einem anstrengenden Zahnarzttermin ohne schlechtes Gewissen ein bisschen Soulfood gönnen. Sich bewusst Zeit und Raum für Dinge nehmen, die uns Kraft geben, und seien sie noch so klein.

Nun erhalten wir Menschen leider keine Warnmeldung, wir müssen also selbst merken, wenn der Akku zur Neige geht. Und das merken wir, zumindest unbewusst, auch ziemlich gut. Wenn wir schlechter schlafen, reizbar sind, abends keine Kraft und Lust mehr haben, um noch was zu unternehmen. Im Gegensatz zur Warnmeldung auf dem Smartphone, bei der sofort unsere Alarmglocken klingeln und wir hektisch nach der nächsten Lademöglichkeit suchen, wischen wir die Warnungen unseres eigenen Körpers, unseres eigenen Kopfes gern einfach weg, statt zu überlegen, welches unsere nächste Lademöglichkeit wäre.

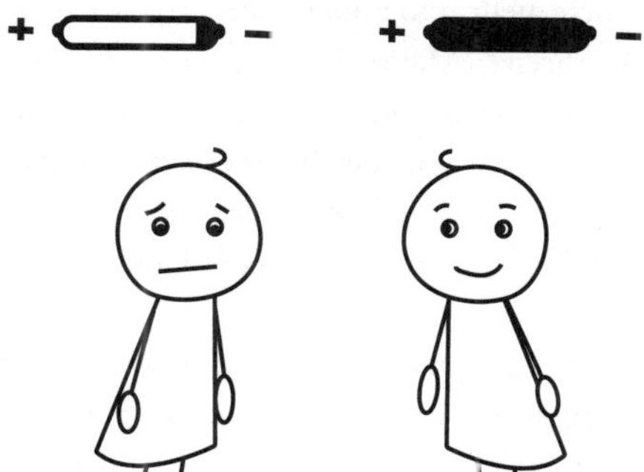

Früher war alles besser?

Liest man sich heute die Schlagzeilen durch, verfolgt die Berichterstattung oder geht einfach mit offenen Augen und Ohren durch die Welt, so kann man schnell den Eindruck gewinnen, dass wir psychisch immer kränker werden. Dass »die Gesellschaft«, der Zeitgeist, die Globalisierung, die Digitalisierung, die sozialen Medien verantwortlich für unsere gekränkten Psychen sind. Stimmt das?

Wieder eine Frage, die sich nicht so einfach mit *Ja* oder *Nein* beantworten lässt. Auch mir kommt es so vor, als ob die Fälle und die Zahlen zunehmen. Studien zeigen, dass das nicht allein meine subjektive Wahrnehmung ist, sondern dass auch objektive Messungen mein Gefühl bestätigen. Es stimmt zum Beispiel, dass die Krankenkassen steigende Zahlen Betroffener melden, dass mehr Diagnosen gestellt und mehr Antidepressiva verschrieben werden, mehr Arbeitsunfähigkeitstage (AU-Tage) auf das Konto von »Psychischen und Verhaltensstörungen« gehen.

Aber ob die Antwort wirklich einfach lautet, dass wir alle immer kränker werden? Oder verändert sich eigentlich viel mehr? Reden wir mehr und anders über psychische Probleme als noch vor 20 Jahren? (Meine Antwort: Ja, tun wir. Aber noch lange nicht genug.) Mehr und mehr Ärzte haben ein gesteigertes Bewusstsein für die Auswirkungen einer kranken Psyche auf den Körper. Es gibt bessere Messinstrumente und Untersuchungsmethoden – nicht nur für unsere diversen Gewebe, sondern auch für unsere Köpfe.

Trotz dieser guten Entwicklungen glaube ich aber auch, dass unsere Gesellschaft und die Welt, wie sie heute ist, einen Einfluss auf unsere psychische Gesundheit haben. Das fängt an bei der Globalisierung, dem steigenden Tempo, der wachsenden

Reizüberflutung, den zunehmenden Entscheidungsmöglichkeiten – diese Entwicklung ging ganz schön schnell, und mich wundert es nicht, dass viele Menschen sich davon überfordert fühlen.

Vor wenigen Jahrzehnten noch war die Welt für jeden Einzelnen von uns doch eher überschaubar. Es gab das eigene Dorf, man war von einer Gemeinschaft umgeben, die sich umeinander gekümmert hat. Die eigene Familie spielte eine viel wichtigere und zentralere Rolle im Leben der Menschen, als sie es heute tut. Durch Spezialisierung haben sich diese Dinge immer weiter verzweigt, wurden damit zwar auch besser, aber ebenso komplizierter und unübersichtlicher.

Wer zählt?

Neben all diesen Faktoren gibt es ein paar Entwicklungen, die mir besonders aufgefallen sind und die meiner Meinung nach auch einen gewissen Einfluss auf unsere psychische Gesamtsituation haben: Vergleichen, Perfektionismus, Bewertung, »Superlativierung« und Lärm.

Mir kommt es oft so vor, als ob es heute wichtiger für uns ist, was andere über uns denken, als was wir selbst über uns denken. Wir haben in jeder Sekunde die Möglichkeit, uns mit Tausenden anderen Menschen zu vergleichen. Und irgendwer darunter wird immer schöner, schlanker, besser, glücklicher, reicher sein als wir. Fehler, Defizite werden ausgeblendet, Perfektion ist der neue Standard.

Und da sind wir auch schon bei den sozialen Medien, die immer wieder als Erklärung für Essstörungen oder Depressionen bei Jugendlichen herhalten müssen. In zahlreichen Studien wurde der Zusammenhang untersucht mit dem Ergebnis, dass es keinen eindeutigen Zusammenhang gibt. Wie wir gesehen haben, gibt es nicht den *einen* Auslöser für psychische Probleme,

Ursache ist ein Zusammenspiel aus vielen Dingen – und eines dieser Dinge können tatsächlich soziale Medien sein. Gleichzeitig pflegen viele Jugendliche und Erwachsene aber auch einen sehr gesunden Umgang mit Instagram, Facebook und Co. So wie manche Menschen eine Veranlagung dafür haben, übergewichtig zu sein, so gibt es auch Menschen, die anfälliger für die Mechanismen und Fallen der sozialen Medien sind.

Dass wir mittlerweile dazu tendieren, uns mehr am Außen als am Innen zu orientieren, ist meiner Meinung nach trotzdem eine ganz schön Besorgnis erregende Tatsache. Unbewusst befinden wir uns im ständigen Wettbewerb mit unserem Umfeld, vergleichen uns auf allen möglichen Ebenen. Ob es nun um unseren Körper, unser Sexleben, unsere Wohnsituation, unser Einkommen geht – oder eben unsere Köpfe.

»Anderen geht es doch noch viel schlechter als mir, ich darf mich nicht so anstellen«, ist hier ein Gedankenklassiker. Solche Annahmen halten uns davon ab, uns Hilfe zu suchen. Jeder von uns ist anders. Für jeden von uns bedeutet »normal« etwas anderes. Sich nach dem Normal eines anderen, einer Gruppe oder einer Gesellschaft zu richten, kann bedeuten, dass man sich weit von dem entfernt, was für einen selbst gut wäre. Wir sind so damit beschäftigt, was andere über uns denken und von uns halten, dass es immer weiter in den Hintergrund rückt, wie es uns selbst eigentlich dabei geht.

Sich davon frei zu machen, ist kein einfacher Prozess. Wer über Jahre geübt hat, sich um jeden Preis anzupassen, der kann nicht von heute auf morgen frei nach seinen Bedürfnissen handeln. Dank viel Therapie, Arbeit und auch Zeit kann ich das heute besser. Ich habe gelernt zu merken, wann ich was brauche – und dann auch danach zu handeln.

Das fängt bei einfachen Dingen an, wie beispielsweise bei einer Besprechung oder in einem Seminar das Fenster zu öffnen.

Hätte ich vor ein paar Jahren das Bedürfnis gehabt, hätte es mindestens eine halbe Stunde meinen Kopf voll beansprucht, um mit mir selbst durchzudiskutieren, warum ich das jetzt nicht tun könne, wie gern ich es aber tun würde, was dann aber die anderen denken und wie sie mich alle anschauen würden, wenn ich aufstehe, und so weiter. Ich wäre also alles andere als mit meinem Kopf bei der Besprechung oder dem Seminar gewesen. Heute handle ich, stehe auf, mache das Fenster auf. Und was passiert? Außer dass sich meistens mindestens fünf andere Leute still bei mir bedanken, weil sie sich auch ein wenig frische Luft wünschen – nichts. Ich werde nicht geächtet, mit Steinen beworfen, beschimpft, doof angeschaut, und manchmal haben einige nicht mal wahrgenommen, dass ich gerade aufgestanden bin.

Leider tendieren wir beim Vergleichen dazu, uns einseitig zu orientieren: an dem »Guten«, dem Besseren, dem Vollkommenen. Wir vergleichen uns also nicht mit den Millionen von Menschen, denen es schlechter geht als uns, die weniger haben, die nicht so gesund sind. Sondern wir richten uns nach den wenigen Tausend Menschen, denen es besser geht, die mehr haben, die fitter sind. Das Bild wird verzerrt, wir verlangen nichts weniger als Perfektion von uns – in allen Bereichen –, die nichts mehr mit der Realität zu tun hat. Wir konzentrieren uns auf das, was wir nicht haben, anstatt auf das, was wir haben.

Im Grunde ist **Gratitude** – auf Deutsch: Dankbarkeit – so etwas wie die Gegenbewegung zum Perfektionismus. Der Begriff Gratitude kommt aus dem Buddhistischen. Heute begegnet man ihm auch in Therapiesettings, in Yogastunden und Achtsamkeitsübungen genau wie auf Lifestyle-Blogs. Im »Gratitude-Journal« werden beispielsweise jeden Morgen und/oder jeden Abend Dinge festgehalten, für die man dankbar ist. Das können das Dach über dem Kopf, ein gesunder Körper oder die Abwesenheit finanzieller Sorgen ebenso sein wie der kurze Sonnenmoment in der Mittagspause, die leckere Pizza oder ein schöner Artikel in der Zeitung.

Es geht darum, sich an dem zu erfreuen, was man hat und sich so zu akzeptieren, wie man ist. Auch das gelingt mir immer besser. Ich arbeite nicht mehr so viel gegen mich wie früher, habe verstanden, dass ich in manchen Dingen anders bin, als ich es gern hätte – ich aber nur begrenzt etwas daran ändern kann. Mir jeden Tag vorzuhalten, was ich alles nicht kann und habe, frustriert und deprimiert mich und bringt mich kaum weiter. Mich auf meine Stärken zu konzentrieren, dankbar zu sein für so viele große und kleine Dinge, das macht mich zufriedener und gelassener.

Genauso bringt es mich weiter, wenn ich weniger bewerte. Nicht nur mich selbst oder meine direkte Umgebung, sondern auch generell: Menschen, Situationen, Erfahrungen. Lieber einmal objektiv auf eine Sache sehen, anstatt gleich zu sagen: »Das ist doch alles Mist.« Erst einfach wahrnehmen, dass da etwas ist. Nicht allen Menschen sofort einen Stempel aufdrücken, sondern auch hier einfach nur wahrnehmen.

Man wird sehen

Ein Bauer hatte ein Pferd. Eines Tages lief es fort, und der Bauer und sein Sohn mussten ihre Felder selbst pflügen. Die Nachbarn sagten: »Was für ein Pech, dass euer Pferd weggelaufen ist!« Aber der Bauer antwortete: »Man wird sehen.«

Eine Woche später kam das Pferd zum Bauernhof zurück und brachte eine ganze Herde wilder Pferde mit. »So viel Glück!«, riefen die Nachbarn, aber der Bauer sagte: »Man wird sehen.«

Kurz danach versuchte der Sohn des Bauern, eines der wilden Pferde zu reiten – aber er wurde abgeworfen und brach sich ein Bein. »Oh, so ein Pech!« Die Nachbarn hatten Mitleid, aber der Bauer sagte wieder: »Man wird sehen.«

Ein paar Tage später zog der Landesherrscher alle jungen Männer in sein Heer ein, um in die Schlacht zu ziehen. Aber den Sohn des Bauern ließen sie wegen seines gebrochenen Beins zu Hause. »Was für ein Glück, dass dein Sohn nicht in die Schlacht ziehen muss!«, freuten sich die Nachbarn. Aber der Bauer bemerkte nur: »Man wird sehen.«

Das Schöne ist: Je mehr es mir gelingt, die Bewertungen wegzulassen – besonders bei Fremden –, desto weniger wichtig wird mir auch, was andere über mich denken, womit es mir wieder besser gelingt, mich mehr nach mir selbst zu richten, danach, was mir guttut. Und nicht danach, von dem ich denke, dass es mir jetzt guttun müsste, damit andere gut über mich denken. Klingt kompliziert – aber es funktioniert.

Die oben angesprochene »Superlativierung« – ja, das Wort habe ich mir ausgedacht – hängt mit dieser Bewertung zusammen. Es muss heute häufig »das Beste«, »der Größte«, »das Tollste«, »die Schönste«, »der Leckerste« und so weiter sein. Ob Burger, Film, Sommer oder Handtasche. Gut, groß, toll, schön, lecker reichen nicht mehr. Aber wenn wir *eine* Sache auf den Thron heben, dann bedeutet das, dass wir zugleich viele andere abwerten, sozusagen nach hinten schieben.

Warum kann denn nicht der Burger in diesem Laden gut sein, und der in dem anderen auch? Warum kann der Sommer nicht schön gewesen sein, und der nächste wird es wieder? Mit Sprüchen wie »Der Sommer deines Lebens« wird von der Werbeindustrie Druck aufgebaut, was indirekt zu Konsum führt. Wenn das jetzt DER Sommer ist, dann müssen wir mitmachen. Müssen in den Biergarten gehen, shoppen, neue Läden testen – bevor er vorbei ist. Was aber, wenn uns momentan nicht nach Sommer ist? Wenn wir vielleicht gerade mit gebrochenem Bein zu Hause liegen? Für eine große Prüfung lernen müssen? Für ein paar

Wochen in stationärer Therapie sind? In einer Depression festhängen? Dann ist die Gefahr, sich als Verlierer zu fühlen, nicht mehr weit. Wenn »alle anderen« gerade den Sommer ihres Lebens genießen und wir selbst nicht dabei sind, dann muss ja etwas falsch mit uns sein.

Dass wir aber schon viele tolle Sommer erlebt haben und auch noch viele weitere erleben werden, vergessen wir in dem Moment. Auch hier hilft es also wieder, nicht so sehr darauf zu achten, was wir beziehungsweise was andere Leute vielleicht getan haben. Denn wir wissen nicht, wie deren Sommer wirklich war. Ob sie nicht vielleicht auch viel lieber öfter zu Hause geblieben wären; ob es vielleicht der erste Sommer nach Jahren der Therapie, des Prüfungsstresses war. Wir können es nicht wissen. Wir können uns aber darauf fokussieren, eigene gute, große, tolle, schöne, leckere Erfahrungen zu machen.

Und als letzter Punkt noch ein paar Worte zum Thema **Lärm.** Damit meine ich nicht die Geräuschkulisse in der Stadt, auf einem Konzert oder im Büro. Ich rede von der Abwesenheit von Lärm. Von Stille, Stillstand, Ruhe – die zu unseren Feinden geworden sind. Ständig läuft das Radio, Musik, Podcasts, Netflix, der Fernseher – damit wir bloß nicht mitbekommen müssen, was in unserem Kopf passiert.

Und auch hier bekenne ich mich schuldig. Viele Jahre lang gab es kaum einen Moment in meinem Leben, in dem nicht irgendein Gerät Geräusche gemacht hat. Ich wollte damit meinen Kopf übertönen. Und ich bin mir sicher, dass ich nicht die Einzige bin, die eine solche Technik anwendet. Dass ich mit meiner Suche nach Ablenkung, um unangenehmen Gedanken und Gefühlen aus dem Weg zu gehen, nicht allein stehe.

Mittlerweile weiß ich, wie wichtig es ist, unserem Gehirn Platz zum Nachkommen – zum »Freidrehen«, wie ich es gerne nenne – zu geben. Aktive Langeweile und die Bereitschaft, unsere Gedanken sich hin und wieder selbst zu überlassen, sind essenziell, um mit den Unmengen an Reizen, die ständig auf uns einprasseln, irgendwie klarzukommen.

Am Anfang ist das oft sehr unangenehm. Es gibt schließlich Gründe, warum man sich nicht mit den Dingen beschäftigen will, die unser Kopf in einem Moment der Stille produziert. Weil es oft unschöne, schmerzhafte, blöde, hässliche, schwierige Dinge sind, die wir nur allzu gerne für immer – und zwar bitte sofort – aus unserem Hirn verbannen möchten. Dass es aber in den seltensten Fällen eine gute Strategie ist, einfach zu ignorieren, wegzudrücken und zu wünschen, dass diese Gedanken und Gefühle von heute auf morgen verschwinden, weiß ich heute. Vielmehr dass es wichtig ist, einmal bewusst hinzuhören, hinzuschauen und hinzufühlen, damit unsere inneren Geister aufhören, uns zu verfolgen.

Auch das war ein jahrelanger Prozess für mich, der immer noch weitergeht. Begonnen habe ich ganz klein, mit einer Minute täglich. Und das erschien schon schwer bis unmöglich, hat aber gutgetan. Nach und nach habe ich diese Ruhephasen ausgedehnt, die Zeiten wurden länger. Die Dinge, die ich bewusst in den Fokus genommen habe, wurden nach und nach schwieriger, größer, dunkler. Das gab mit die Chance, vieles von dem, was in mir tobte, umherjagte, verzweifelt gesehen werden wollte, quasi Frieden geben.

Später noch mehr dazu, wie ich mich aus dieser Falle gelöst habe. Jetzt möchte ich aber erstmal erzählen, wie diese Falle eigentlich für mich aussah – und welche Fallen es da draußen noch so gibt.

WAS GIBT'S? – EINE REISE INS DIAGNOSE-ABENTEUERLAND

Wir haben gesehen, dass viele Wege zu einer psychischen Problematik führen können. Wie sich diese Problematik dann zeigt, kann ganz verschiedene Formen annehmen. Schaut man sich einmal die vollständige Liste aller Krankheiten an, die unsere Psyche erwischen können, dann kann man wohl kaum anders reagieren als mit Verwunderung oder Schock.

Ich werde *meinen* Diagnosen – Borderline, Abhängigkeit, Depression – etwas mehr Raum geben, weil ich zu ihnen am meisten sagen kann. Aber auch zu Krankheiten, die ich nicht aus dem eigenen Erleben kenne, möchte ich ein paar Worte verlieren. Ohne jedoch zu versuchen, das gesamte Spektrum psychischer Krankheiten abzudecken.

Der eine oder andere wird beim Lesen dieses Kapitels vielleicht hin und wieder erschrecken, weil er meint, sich in einer Krankheitsbeschreibung wiederzufinden. Einer meiner Psychologie-Dozenten aus dem Studium kommentierte dieses Phänomen: »Die meisten von uns kennen praktisch jede psychische Krankheit aus dem eigenen Erleben – jedoch nur in homöopathischen Dosen.«

Wo die Grenze verläuft, die umschreibt, was noch »normal« ist und was schon »krank«, darum geht es dann im nächsten Kapitel.

Wie sortiert man psychische Probleme?

Psychische Probleme sind eine ziemlich individuelle Sache. Nicht nur, wie sie entstehen, sondern auch, wie wir sie erleben, wie sie sich zeigen. Um in diese Individualität trotzdem eine gewisse Ordnung zu bringen, um einen Überblick über all diese Krankheiten zu bekommen und auch um die Arbeit von Ärzten, Forschern und Therapeuten zu erleichtern, zu strukturieren und vergleichbar zu machen, gibt es zwei Kataloge (auch **Klassifikationssysteme**), in denen sie alle aufgeführt sind. Wenn man so will, sorgen diese dafür, dass alle Beteiligten dieselbe Sprache sprechen und dasselbe meinen, wenn sie über eine bestimmte Krankheit sprechen.

Der ICD

Der eine Katalog heißt **ICD-10.** Das steht für *International Statistical Classification of Diseases.* Die 10 bedeutet, dass es sich bei der aktuellen Version bereits um die zehnte handelt. Herausgeber des ICD ist die Weltgesundheitsorganisation (WHO). Aktuell wird bereits an der Version ICD-11 gearbeitet, und man rechnet damit, dass diese ab 2022 in Kraft tritt. Warum diese Überarbeitungen? Nun, Diagnosen ändern sich genau wie die Gesellschaft. Die Wissenschaft gewinnt neue Erkenntnisse, neue Behandlungsmethoden werden entwickelt, andere Krankheiten werden unwichtiger oder verschwinden ganz.

Im ICD sind aber nicht nur alle psychischen Krankheiten aufgeführt, sondern auch alles andere, was mit unseren Körpern nicht stimmen kann. Insgesamt hat so ziemlich jede bekannte Krankheit einen einmaligen Code in diesem Klassifikationssystem. Borderline zum Beispiel hat den Code F60.31, der Herzinfarkt dagegen hat mehr als eine Nummer; die Umschreibung der Erkrankung reicht von I20.0 (drohender Herzinfarkt) über I24.8

(Mikroherzinfarkt) bis zu I25.29 (alter Herzinfarkt). Das mag auf den ersten Blick verwirrend aussehen, ist aber durchaus sinnvoll, da es einen Unterschied macht, wo genau im Herzen sich der Infarkt befindet, und auch, ob er akut (in diesem Moment) oder drohend oder schon vorbei ist.

Eine Krankheit setzt sich im ICD aus mehreren Stellen zusammen. Insgesamt gibt es 12161 vierstellige Krankheitsklassen. Zunächst unterscheidet man grob, welchen Teil des Körpers die Krankheit trifft. Diese Bereiche sind mit römischen Ziffern gekennzeichnet und reichen von I bis XXII, also 22. So trägt beispielsweise das erste Kapitel I die Überschrift *Bestimmte infektiöse und parasitäre Krankheiten,* das Kapitel X widmet sich *Krankheiten des Atemsystems* und eben Kapitel V den *Psychischen und Verhaltensstörungen.*

Jedem dieser Bereiche ist ein Buchstabe (in einzelnen Fällen auch zwei) gewidmet, wobei das gesamte Alphabet vertreten ist. Bei den psychischen Störungen ist es der Buchstabe F. Und es wird weiter unterteilt, nämlich in Zehnerschritte. So stehen unter F00 bis F09 alle *organischen, einschließlich symptomatischer psychischer Störungen* – zum Beispiel Demenz; unter F30 bis F39 findet man die *affektiven Störungen* – wozu auch die Depression zählt – und unter F99 schließlich die *Nicht näher bezeichneten psychischen Störungen.* Solche »Restekategorien« sind wichtig, weil auch immer wieder neue Krankheiten auftreten und manche Diagnose zunächst *auf Verdacht* gestellt wird, wofür es auch nochmal einen eigenen Zusatz gibt.

Ein bisschen erinnert mich das alles an den Biologieunterricht, als wir gelernt haben, Bäume zu bestimmen. Da wurde erst gefragt: Laub- oder Nadelbaum? Dann hat man sich den Stamm, die Blätter, die Früchte angeschaut, und irgendwann landete man schließlich beim richtigen Baum. Mit dem ICD landet der Therapeut am Ende auch – hoffentlich – bei der richtigen Diagnose.

Der ICD ist in Deutschland für alle Ärzte, Psychiater und Psychologen so wichtig, weil sie gegenüber den Krankenkassen angeben müssen, welcher beziehungsweise welche ICD-Codes beim Patienten vorliegen, nach denen er entsprechend behandelt werden muss. Es ist quasi wie im Supermarkt, wo jedes Produkt einen eigenen Barcode hat, der dem Kassencomputer vermittelt, um welche Ware es sich handelt und wie viel sie kostet. Dass dieses System aber nicht nur Vorteile hat, dazu komme ich noch am Ende dieses Kapitels.

Das DSM

Das zweite Klassifikationssystem für Krankheiten ist das **DSM.** Das steht für *Diagnostic and Statistical Manual of Mental Disorders,* es handelt sich also um den diagnostischen und statistischen Leitfaden psychischer Störungen. Hier ist aktuell die fünfte Auflage in Verwendung, daher spricht man meist vom DSM-5.

Im Gegensatz zum ICD handelt es sich beim DSM um ein reines Klassifikationssystem für die Psyche. Herausgeber ist die *Amerikanische Psychiatrische Gesellschaft (APA).* Der Inhalt des DSM ist durchaus mit dem Kapitel F des ICD vergleichbar beziehungsweise kompatibel. Im Gegensatz zum ICD hat das DSM seinen Ursprung in einer Volkszählung in den USA im Jahr 1840. Dort gab es eine Kategorie namens »Schwachsinn/Wahnsinn«. Bei einer nächsten Zählung wenige Jahre später wurden aus der einen gleich sieben Kategorien.

Als nach dem Zweiten Weltkrieg viele Veteranen an psychischen Störungen litten, wurde daraufhin eine deutlich ausführlichere Klassifikation entwickelt – wovon sich dann die WHO im ICD inspirieren ließ. Bis heute ist das DSM von der einen Ursprungsdiagnose *Schwachsinn* auf 947 Seiten und 374 Diagnosen gewachsen.

Obwohl das DSM aus den USA stammt, müssen Ärzte und Therapeuten sich dort für Abrechnungen auch auf den ICD beziehen. Da die beiden Systeme jedoch so kompatibel sind, werden sie häufig gleichwertig genutzt und ergänzen sich an manchen Stellen.

Forscher und Wissenschaftler arbeiten teilweise lieber mit dem DSM, da er bei manchen Diagnosen und Symptomen spezifischer formuliert ist. Dies ist möglich, weil die APA sich mit dem DSM nur auf die USA bezieht. Anders als die WHO, die versucht, alle Länder mit einem einzigen Klassifikationssystem abzudecken. Dabei kommt es gezwungenermaßen zu Verallgemeinerungen, von denen das DSM verschont bleibt.

Diese kurze Vorstellung der Diagnoseinstrumente war mir wichtig, um Ihnen ein Gefühl beziehungsweise eine Ahnung davon zu vermitteln, wie es zu den Diagnosen kam, mit denen wir heute arbeiten. Denn dann können wir jetzt mit der eigentlichen Vorstellung dieser Diagnosen beginnen.

Gestörte Persönlichkeiten: Borderline & Co.

Los geht's mit den Persönlichkeitsstörungen (PS). Dazu zählt auch Borderline, deren voller Name *Emotional-instabile Persönlichkeitsstörung vom Borderline-Typ* lautet. Das Wort *Störungen* ist in diesem Zusammenhang nicht die glücklichste Bezeichnung. Eine Störung wird sofort mit vielen negativen Eigenschaften verbunden, was die Aufklärungsarbeit nicht einfacher macht.

Ich habe mich inzwischen damit arrangiert, dass ich im wahrsten Sinne des Wortes *gestört* bin. Oder eher: gestört wurde. Denn die Krankheit hat mich in meinem Leben gestört. Es ist eben ein Name, der noch zu Zeiten vergeben wurde, als man über psychische Krankheiten noch nicht so viel wusste wie heute. Und leider hat er sich eben gehalten.

Wie so oft ist nicht der Name an sich das Problem. Sondern das, was wir damit verbinden. Stichwort: Schubladen. Zu denen komme ich noch am Ende des Kapitels. Ich bin mir sicher, manch Betroffener einer körperlichen Krankheit würde sich auch wünschen, die Krankheit hieße anders.

Definition

Definiert wird eine Persönlichkeitsstörung (PS) als ein *lang anhaltendes (chronisches), unflexibles, fehlangepasstes Muster der Wahrnehmung, des Denkens oder des Verhaltens. Diese Muster weichen deutlich von den Erwartungen der sozialen Umgebung ab. PS beeinflussen besonders die vier Bereiche Kognition, Affektivität, zwischenmenschliche Beziehung und Impulskontrolle. Je nach Störung sind mindestens zwei dieser Bereiche betroffen.*

Ihren Ursprung haben PS meistens in der Jugend oder im frühen Erwachsenenalter. Je nach Art und Ausprägung sind die Betroffenen mehr oder weniger im Alltag eingeschränkt. PS bringen einen deutlichen **Leidensdruck** und Beeinträchtigungen mit sich. Besonders Letztere müssen aber nicht unbedingt persönlich erlebt werden, sondern können auch aus einer sozialen Definition heraus festgestellt werden. Also ein Abweichen von dem, was »normal« ist.

Insgesamt ist die Diagnostik von PS nicht gerade unproblematisch. Im Fachjargon spricht man gerne von überhöhten Prävalenzen an Störungskategorien – was so viel bedeutet wie: Es ist zu leicht, die Diagnose zu bekommen. So kommt es immer wieder vor, dass jemand, der sich exzentrisch oder ungewöhnlich verhält, vielleicht auch nur, weil er gerade eine »Phase« durchmacht, eine Diagnose erhält. Obwohl es möglicherweise einfach sein Charakter oder eben nur ein vorübergehendes Phänomen ist.

Dazu kommt eine hohe **Komorbidität** (Begleiterkrankung) innerhalb der PS: Etwa die Hälfte aller Patienten erfüllt die Kriterien für mehr als eine PS, mit einem Durchschnitt von drei PS pro Patient, was aber bis auf sieben bei einer einzelnen Person hochgehen kann. Es handelt sich hierbei um nicht sehr reliable – also verlässliche – Diagnosen.

Borderline

Eine Warnung an alle Leserinnen und Leser: Auf den folgenden Seiten schreibe ich über meine Erfahrungen »auf der Borderline« und auch über Selbstverletzung. Bitte lesen Sie nicht weiter, wenn das ein sensibles Thema für Sie ist und Sie sich gerade instabil fühlen.

Was ist nun aber dieses Borderline, von dem ich immer wieder schreibe und mit dem ich seit meiner Jugend lebe? Wie man am ausführlichen Namen *Emotional-instabile Persönlichkeitsstörung vom Borderline-Typ* erkennt, spielen Emotionen und Gefühle eine starke Rolle. Diese sind nicht nur besonders stark, sondern dazu auch noch sprunghaft, unberechenbar, unbeständig – also instabil. So wie ich den Alkohol gerne Mr. A. nenne, heißt die Borderline-Persönlichkeitsstörung bei mir einfach Borderline. Das macht das Verhältnis zu ihr einfacher, ebenso wie das Sprechen über sie.

Borderline heißt übersetzt so viel wie **Grenzlinie.** Diese Bezeichnung kommt daher, dass psychische Krankheiten früher hauptsächlich in zwei Kategorien eingeteilt wurden: die Psychosen und die Neurosen. (Bei dieser Einteilung handelt es sich um ein sehr veraltetes Modell, weswegen ich nicht näher auf die beiden Begriffe eingehe.) Und dann gab es Menschen, die sich zwischen diesen beiden Gruppen befanden, die sozusagen auf der Grenze lagen – daher kommt der Begriff.

Insgesamt führt das DSM neun Symptome auf. Von diesen neun müssen mindestens fünf für einen Zeitraum von mehreren Wochen vorhanden sein, damit eine Diagnose gestellt werden kann. Diese Symptome sind:

1. Verzweifelte Bemühungen, befürchtetes oder tatsächliches Verlassenwerden zu vermeiden.
2. Instabile, aber intensive zwischenmenschliche Beziehungen, die durch einen Wechsel zwischen den Extremen der Idealisierung und Entwertung gekennzeichnet sind.
3. Identitätsstörung in Form eines ausgeprägten und andauernden instabilen Selbstbilds oder einer instabilen Selbstwahrnehmung.
4. Starke Impulsivität in mindestens zwei Bereichen, die selbstschädigend wirken können, beispielsweise Geldausgaben, Sexualität, Substanzmissbrauch, rücksichtsloses Fahren, zu viel oder zu wenig essen. (Suizidale oder selbstverletzende Handlungen werden hier nicht berücksichtigt, die in Kriterium 5 enthalten sind.)
5. Wiederholte suizidale Handlungen, Selbstmordandeutungen oder -drohungen oder Selbstverletzungsverhalten.
6. Instabile Gefühlswelt (affektive Instabilität) mit einem extremen Gefühlserleben und plötzlichen, oftmals heftigen Stimmungsschwankungen, die bereits durch kleinste Ereignisse ausgelöst werden können.
7. Chronische Gefühle von Leere.
8. Unangemessene, heftige Wut oder Schwierigkeiten, die Wut zu kontrollieren, zum Beispiel häufige Wutausbrüche, andauernde Wut.
9. Vorübergehende, durch Belastungen ausgelöste paranoide Vorstellungen oder schwere dissoziative Symptome.

Jeder Betroffene erlebt seine ganz eigene Borderline, hat seine eigene Kombination aus Symptomen. Dazu kommt aber noch die **Anspannung,** die auch viel mit dem Erleben und den einzelnen Symptomen zu tun hat. Sie ist typisch für Borderline und ist das Symptom, das eigentlich jeder Betroffene kennt. Aber natürlich auch jeder Nicht-Betroffene: Man ist angespannt, wenn man gleich einen Zahnarzttermin hat, wenn das erste Treffen mit den Schwiegereltern oder eine wichtige Prüfung ansteht. Der Kopf ist dann »zu«, denkt nur noch an diese eine Sache. Und der Körper macht mit. Die Muskeln spannen sich an, die Atmung wird flacher. Als Borderliner braucht man keinen Zahnarzt, keine Schwiegereltern oder Prüfung, um angespannt zu sein. Es kann aus heiterem Himmel passieren und ist dann auch sofort unheimlich stark.

In meiner stationären Therapie haben wir gelernt, unsere Anspannung zu benennen, sie mit einer Zahl greifbar zu machen. Am Anfang ganz schön schwer, aber mit der Zeit und mit ein wenig Übung wird man immer besser darin. Man schätzt den Grad der eigenen Anspannung auf einer Skala von 0 bis 100 ein. Je nachdem, wie hoch sie ist, kommen unterschiedliche Werkzeuge, sogenannte Skills, zum Einsatz. Langfristiges Ziel ist es, die Anspannung dauerhaft zu senken, damit es nicht so häufig zu sogenannten Krisensituationen kommt. Soweit für den Moment und damit Sie das Folgende besser einordnen können.

»Meine« Borderline – damals und heute

Ich durfte mit jedem der neun Symptome Erfahrungen machen – herzlichen Glückwunsch. Am meisten zu schaffen machten mir im Alltag Nummer 4, 6 und 8. An dieser Stelle werde ich nur sehr kurz auf die einzelnen Symptome eingehen und darauf, wie sie sich bei mir geäußert haben. Zu jedem einzelnen Symptom könnte man wohl ganze Kapitel füllen, aber für dieses Buch belasse ich es bei einer Art Überblick.

Zu schaffen *machten?* Ja, das ist Vergangenheit. Dank Therapie – und viel Arbeit, Geduld und auch diversen Rückschlägen – hat mich die Krankheit heute nicht mehr annähernd so fest im Griff, wie es noch vor wenigen Jahren der Fall war. Deswegen macht es mich geradezu stolz, hier die Vergangenheitsform verwenden zu können. Keines der Symptome ist ganz verschwunden, sie sind alle noch da. Heute gehe ich allerdings anders mit ihnen um. Ich habe neue, andere, funktionierende Strategien entwickelt, um mit den Herausforderungen, die sie mir im Alltag machen, umzugehen. Über viele Jahre sah das aber ganz schön anders aus.

Symptom Nummer 1: Verzweifeltes Bemühen, befürchtetes oder tatsächliches Verlassenwerden zu vermeiden

Dieses Symptom war bei mir eher schwach ausgeprägt. »Typisch« hierfür ist zum Beispiel die Drohung, sich umzubringen, wenn der Partner einen verlässt. Diese Art der **emotionalen Erpressung,** die bei Borderline vorkommen kann, ist dafür verantwortlich, dass uns Betroffenen gezielte Manipulation unseres Umfeldes vorgeworfen wird. Und zwar allen. Ein Paradebeispiel dafür, wie die Erfahrungen Einzelner die Wahrnehmung vieler Menschen beeinflussen kann. Denn ja, solche Geschichten und Fälle gibt es. Dass es besonders für die Angehörigen wirklich schlimm ist, solchen Druck erfahren zu müssen, daran habe ich keinen Zweifel. Aber das sind Extremfälle. Und auch dieses Verhalten zeigen Borderline-Betroffene nicht, weil es ihnen so großen Spaß macht. Sondern weil sie krank sind.

Auch für mich zerbrach jedes Mal regelrecht eine Welt, wenn mein damaliger Partner wieder einmal beruflich ein paar Tage unterwegs war. Heulkrämpfe, Klammerattacken, Vorwürfe, Überzeugungsversuche, doch zu bleiben, gab es da schon. Und das hat den Abschied für uns beide sicherlich nicht leichter gemacht. Aber am Ende haben wir es immer geschafft.

Manchmal kam ich mir dabei – oder kurz danach – vor wie ein Kleinkind, dem noch nicht klar ist, dass das Spielzeug auch weiterhin da ist, auch wenn es hinter etwas versteckt wird. Sobald der Gegenstand nicht mehr zu sehen ist, gibt es ihn sozusagen nicht mehr. Dieses Wissen der **Objektpermanenz** ist nicht angeboren, sondern muss erst erlernt werden. Und so musste auch ich lernen, dass es nicht das Ende der Partnerschaft bedeutete, wenn ich meinen Freund nicht direkt bei mir hatte.

Symptom Nummer 2:
Instabile, aber intensive zwischenmenschliche Beziehungen, die durch einen Wechsel zwischen den Extremen der Idealisierung und Entwertung gekennzeichnet sind

Da kaum jemand in meinem näheren Umfeld – auch ich nicht – von meiner Krankheit wusste und das auch so bleiben sollte, habe ich »draußen« meistens eine Maske getragen, meine Rolle gespielt und die innere Achterbahn, als die Borderline so oft beschrieben wird, nicht nach draußen gelassen. Nur mein damaliger Freund blieb auch hiervon nicht verschont. Besonders nicht vom diesem Symptom. Da habe ich beziehungsweise meine Krankheit uns und besonders ihm das Leben manchmal ganz schön schwer gemacht.

Klassisch für diesen Teil von Borderline sind die Wechsel zwischen extremer Idealisierung und extremer Abwertung des Gegenübers. Bei mir konnte es innerhalb von Minuten wechseln, so dass ich im einen Moment überzeugt davon war, den besten Mann der Welt an meiner Seite zu haben, und quasi anfing, Kinder und Hochzeit und unsere Zukunft bis ins Detail zu planen.

Und kurz darauf habe ich ihn verflucht, er erschien mir unfähig und faul und zig weitere negative Eigenschaften zu haben, und ich meinte, mich sofort trennen zu müssen. Und solche Wechsel gab es mitunter mehrmals am Tag, manchmal aber auch tagelang nicht. Wenn wir beim Bild einer Achterbahn bleiben, dann fährt diese Achterbahn sozusagen im Dunkeln. Und ich selbst kann weder sehen noch ahnen oder wissen, ob es als Nächstes steil nach oben, in eine sanfte Linkskurve oder in einen Looping geht.

Symptom Nummer 3:
Identitätsstörung in Form eines ausgeprägten und andauernden instabilen Selbstbilds

Dieses Symptom der Borderline hat sich nur in meinem Inneren abgespielt. Man kann sich das als permanentes Infragestellen der eigenen Person vorstellen. »Bin ich wirklich so? Mag ich das wirklich gerne? Ist das die richtige Entscheidung (Studium, Kleidung, Freunde, Kinofilm etc.)? Tue ich dies oder das, weil ich es wirklich möchte oder weil ich denke, dass ich es gerne möchte?« Kein Teil des Lebens bleibt davon verschont. »Möchte ich Kinder? Wo will ich leben?«

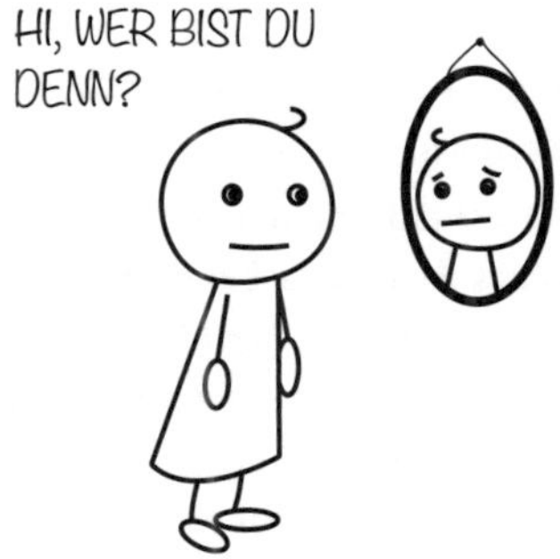

Viele Betroffene leiden unter diesem Symptom besonders in Zusammenhang mit ihrer Sexualität: »Bin ich hetereo? Liebe ich Männer? Oder Frauen? Oder beides? Oder gar nicht?« Ein weiterer Punkt, vor dem ich, Buddha sei Dank, verschont geblieben bin.

Auch sprechen viele Borderliner auf Grund dieses Symptoms davon, dass sie mehr als eine Persönlichkeit haben. Je nach Tagesform kann es dann sein, dass man sich dem Umfeld als ganz anderer Typ Mensch präsentiert. Dies kann sich nicht nur in Aktivitäten und Ansichten äußern, sondern auch in der Kleidung oder der Art und Weise, wie jemand spricht. Ein Phänomen, das den Umgang mit Betroffenen nicht gerade einfacher macht. Aber auch weniger langweilig.

Oft habe ich mit meinem instabilen Selbstbild und der Stärke meiner Gefühls- und Stimmungsschwankungen gekämpft. An einem Tag fand ich mich großartig, plante meine Zukunft, setzte tausend Dinge in Gang und war hochmotiviert und überzeugt davon, dass ich alles schaffen kann. Wenige Stunden später hatte ich jeglichen Glauben an mich und meine Pläne verloren. Fand alles – vor allem mich – einfach nur daneben und bekam überhaupt nichts mehr gebacken. Manchmal passierte dieser Wechsel auch innerhalb von Minuten.

Symptom Nummer 4: Starke Impulsivität in mindestens zwei möglicherweise selbstschädigenden Bereichen

Impulsivität spielt eine so entscheidende Rolle bei Borderline, dass sie sogar ein eigenes Symptom bekommen hat. Das mangelnde Vermögen, mit auftretenden Impulsen umzugehen, ist typisch für die Krankheit. Wenn ich jetzt etwas möchte, dann möchte ich es jetzt sofort. Wenn ich in diesem Moment eine Idee, ein Bedürfnis, einen Einfall habe, dann werde ich dies umsetzen.

Diese Impulsivität ist es auch, die bei vielen Betroffenen dafür sorgt, dass im Leben nicht immer alles glatt läuft. Schul-, Ausbildungs- und Studienabbrüche können die Folge sein, ebenso wie Entlassungen, Schulden, ungewollte Schwangerschaften und so weiter. Besonders männliche Borderliner geraten aufgrund dieser Impulsivität immer wieder in Kontakt mit der Polizei. So weiß man mittlerweile, dass beide Geschlechter zwar gleich häufig von der Krankheit betroffen sind, Männer jedoch oft im Strafvollzug landen, während Frauen in die Klinik kommen.

Die »selbstschädigenden Bereiche« des Symptoms müssen sich dabei nicht auf Selbstverletzung beziehen, die haben wiederum ein eigenes Symptom. Man kann sich auch selbst schaden, indem man den Chef anschreit, sich verschuldet, zu viel oder zu wenig isst, mit zu vielen oder den falschen Partnern Sex hat, die Ausbildung abbricht, überstürzt eine Reise antritt oder eine Beziehung beendet.

Ich bezeichne mich gern als »funktionale« Borderlinerin, und damit meine ich, dass ich diese Impulse zwar auch zeitweise extrem stark hatte, aber gleichzeitig davon wusste und sie kontrollieren konnte. Das klingt paradox, die Ursache liegt aber wohl wieder darin, dass ich nicht auffallen wollte. Ich hatte vielleicht den Impuls, meinem Gegenüber einen Kinnhaken zu geben, den Chef anzubrüllen oder irgendwo herunterzuspringen – wurde aber von einer mächtigen Kontrollinstanz davon abgehalten. Dadurch bin ich mit meinem Verhalten meistens in einem sozial verträglichen Rahmen geblieben.

Trotzdem haben die Impulse beziehungsweise ich mir selbst mit meinen Impulsen geschadet. Oder mich gefährdet. Habe Geld ausgegeben, dass ich nicht hatte. Habe Hunger genutzt, um mit meiner Anspannung umzugehen. Bin riskant, rasant, rücksichtslos gefahren, weil die Anspannung so groß war. Impulse und Anspannung hängen also eng zusammen. Wenn die Gefühle so stark sind, einen so überrollen, dann braucht man *sofort* eine Ablenkung, ein Ventil. Konsequenzen? Egal. Hauptsache, es geht weg.

Mein verlässlichster Partner in dieser Hinsicht war der Alkohol. Eine Situation war schwierig? Die Gefühle zu viel? Die Anspannung zu groß? Nach einem Schluck – oder mehreren – wird das schon wieder besser. Andere nehmen illegale Drogen, spielen, suchen »Erlösung« in körperlichen Beziehungen. Und dann ist da natürlich noch die »offensichtliche« Art, sich selbst zu schaden – indem man sich selbst verletzt.

Symptom Nummer 5: Wiederholte suizidale Handlungen, Selbstmordandeutungen oder -drohungen oder Selbstverletzungsverhalten

Um eines gleich zu Beginn klarzustellen: Nicht jeder Borderliner ritzt sich! Als Ritzen bezeichnet man das Aufschneiden der Haut mit einem scharfen Gegenstand, häufig einer Rasierklinge. Und in der Tat gibt es viele Betroffene, die genau das machen. Aber es gibt ebenso Betroffene, auf die dieses Symptom nicht zutrifft oder die sich auf andere Weise verletzen. Daher: Nicht jeder Borderliner ritzt sich; nicht jeder, der sich ritzt, ist Borderliner.

Ein weiteres Vorurteil – auch unter Betroffenen –, mit dem ich hier gerne aufräumen möchte: Je schlimmer die Selbstverletzung, desto schlimmer die Krankheit. Nein. Das stimmt einfach nicht. Jeder Betroffene hat seinen eigenen Symptom-Mix. Manche haben alle, andere nur wenige Symptome. Der eine kämpft unerlässlich mit der Angst vor dem Verlassenwerden, bei einem anderen äußert sich die Problematik am stärksten in der Selbstverletzung. Manche werden drogenabhängig oder spielsüchtig, andere sind Opfer ihrer heftigen Wut. Nichts davon sagt jedoch etwas darüber aus, wer nun »ärmer dran« ist, wer es schwerer hat. Es äußert sich einfach anders. Dieser mehr oder weniger offene »Wettkampf«, wem es denn nun am schlechtesten geht, wer am schlimmsten dran ist, am »heftigsten« krank ist, ist weder hilfreich noch zielführend. Er macht die Situation für alle Beteiligten einfach nur noch anstrengender.

Der »Sinn« von **Selbstverletzendem Verhalten** (SVV) erschließt sich für Außenstehende oft schwer bis gar nicht. Um ein bisschen Licht ins Dunkel zu bringen, schildere ich dieses Symptom ein wenig ausführlicher. Denn es ist schwer bis gar nicht nachzuvollziehen, warum sich jemand absichtlich selbst Verletzungen zufügt. Und weder ich noch die Forschung konnten für dieses Rätsel bisher eine Lösung finden. Es gibt Vermutungen, aber was genau da in meinem Hirn passiert ist, verstehe ich selbst nicht, da ich wusste, dass dieses Verhalten weder sonderlich klug noch hilfreich ist.

Bei mir fiel die Wahl ohne großes Nachdenken auf das Ritzen mit einer Rasierklinge am linken Unterarm. In meiner Hochphase musste manchmal auch der rechte herhalten, weil auf dem linken einfach nicht mehr genug Platz war. Angefangen hat diese gefährliche Freundschaft mit der Selbstverletzung, als ich auf dem Schulhof bei einem anderen Mädchen »so Narben« am Arm gesehen habe. Wenig später habe ich es das erste Mal ausprobiert – und es hat überraschend, oder eher erschreckend, gutgetan.

Am Anfang tat ich es nur vorsichtig, mit scharfen Gegenständen, die man eben daheim hat, und nur hin und wieder. Aber mein Kopf lernte schnell, dass es guttat. Dass es hier eine Möglichkeit gab, Druck abzulassen. Dass so – wenigstens für kurze Zeit – das Dauerfeuer in mir Pause machte. Nach und nach wurde es mehr, tiefer, regelmäßiger. In meinen Hochphasen habe ich mich täglich selbst verletzt, mitunter mehrmals am Tag. Hatte immer eine Rasierklinge im Geldbeutel, um »schnell reagieren« zu können.

Zu Beginn konnte ich die entstehenden Wunden und Narben noch mit Arm- und Schweißbändern überdecken. Irgendwann hörte ich aber dann einfach auf, kurzärmlig herumzulaufen. Im Gegensatz zur weit verbreiteten Annahme, dass Menschen sich selbst verletzen, um Aufmerksamkeit zu bekommen, ist bei den meisten Borderlinern genau das Gegenteil der Fall: Es wird Himmel und Hölle in Bewegung gesetzt, damit niemand etwas mitbekommt. So auch bei mir. Ich bin mehrere Sommer lang auch bei 38° im Schatten nur langärmlig unterwegs gewesen. Natürlich haben Menschen gefragt. Aber man wird kreativ. Wenn man um jeden Preis verhindern möchte, dass die Umgebung etwas mitbekommt, dann schafft man das. Da es für mich essenziell war, dass niemand auch nur Verdacht schöpfen könnte, habe ich mich auch nie so tief geschnitten, dass ich ärztlich hätte versorgt werden müssen.

Aber warum verletzt man sich selbst? Was daran tut so gut? Nun, bei mir gab es mehrere Gründe: Grund Nummer eins war der Anspannungsabbau. Ich benutze hier gern das Bild von einem Luftballon, der prall gefüllt kurz vor dem Platzen ist. Kommt noch etwas mehr hinzu, auch nur ein wenig Luft, dann gibt es einen Knall – und der Ballon ist nicht mehr. Das Äquivalent beim Menschen: Suizid. Verhindern kann man das eigentlich nur, wenn man es schafft, etwas Luft abzulassen, den Druck zu reduzieren. Das Äquivalent bei Borderline: Selbstverletzung. Diesem unangenehmen Zustand ein Ende setzen, ihm entkommen – wenn auch nur für eine kurze Zeit. Das macht SVV. Im Gegensatz zum weit verbreiteten Irrtum hat es also nur indirekt etwas mit Suizid zu tun – es verhindert ihn eher.

Daneben diente die Selbstverletzung der Selbstbestrafung. Ein sehr tief sitzender Selbsthass, die Neigung, sich selbst im tiefsten Inneren absolut zu verabscheuen, tritt bei Betroffenen häufig auf. Die Wut darauf, so zu sein, wie man ist. Nicht »normal« zu sein, so wie alle anderen. Diese Gedanken zu haben, diese Gefühle: das eigene Aussehen, den eigenen Körper widerlich und abscheulich zu finden und die eigene Person unnütz und wertlos. Wenn man so über sich selbst denkt, dann erscheint es geradezu logisch, dass man sich selbst bestrafen, zerstören, schaden muss.

Nun, und dann wird es schlicht irgendwann Gewohnheit. Kopf und Körper sehnen sich nach der Entlastung, nach dem guten Gefühl des »Druckablassens«. Auch wenn es nur von kurzer Dauer ist. Wie ein Heroinabhängiger, der sich nach der nächsten Dosis sehnt, schreit das eigene System nach dem bewährten Helfer.

Und so wie es bei vielen Gewohnheiten und Süchten der Fall ist, gehört ganz schön viel dazu, das Verhalten hinter sich zu lassen. Zu lernen, anders mit den Auslösern umzugehen, die Sicherheit des Vertrauten zu verlassen, neue Strategien zu entwickeln. Und manchmal sehnt man sich nach dem Gefühl zurück, will die Erleichterung spüren. Es kommt zu Rückfällen, nach denen man sich wieder hochrappeln muss. Bis die ausgetretenen Pfade im Gehirn irgendwann immer mehr zuwachsen, sich Kopf und Körper an die neue Situation gewöhnen.

Und dann bleiben da in vielen Fällen Narben, auch bei mir. Auch damit muss man langsam lernen umzugehen. Ich habe mich nach und nach immer öfter getraut, wieder kurzärmlig rumzulaufen. Was für ein geiles Gefühl! Aber das kann ich, weil ich heute nicht mehr so nah dran bin, weil ich Selbstbewusstsein in Bezug auf meine Krankheiten gewonnen habe. Und manchmal gibt es komische Blicke, aber so wie meine Tattoos gehören auch die Narben zu mir, erzählen ihren Teil der Geschichte. Und ich signalisiere den Menschen, dass sie mich darauf ansprechen dürfen, wenn sie es gesehen haben. Dass sie Fragen stellen können, denn die gibt es – gerade in Zusammenhang mit Selbstverletzung – mehr als genug.

Ritzen bei Jugendlichen

Immer wieder hört man, dass Ritzen für Jugendliche immer »normaler« sei. Dass ein Großteil der Jugendlichen mindestens einmal selbst Erfahrungen mit Selbstverletzung macht. Dass es kaum eine Klasse gibt, in der »es« nicht schon mal jemand gemacht hat. Ein Warnzeichen? Oder einfach »die Pubertät«? Nur die Suche nach Aufmerksamkeit?

Nun, meine Position ist ganz klar: Dass sich jemand selbst verletzt, muss wie gesagt nicht darauf hindeuten, dass hier eine schwerwiegende psychische Problematik vorliegt. Gleichzeitig ist nichts »normal« daran, sich selbst auf diese Weise zu schaden! Eigentlich ist es erst einmal egal, was die Gründe, die Auslöser sind. Ob es nur eine Phase, gerade ein Trend oder eben eine dumme Idee war. Offensichtlich hat ein junger Mensch hier Bedürfnisse, die nicht erfüllt werden; Gedanken, die ihn überfordern; Gefühle, mit denen er nicht klarkommt.

»Keine große Sache« draus zu machen, es nicht ernst zu nehmen, ist meiner Meinung nach eine falsche Entscheidung. Wenn es am Ende wirklich nur einmalig oder kurzfristig war, umso besser. Aber was, wenn genau dieser Jugendliche am Ende in so großer Not war, dass er sich selbst das Leben nimmt? Meiner Meinung nach kann man nichts falsch machen, indem man zeigt, dass man sich Sorgen macht, dass man da ist, ohne sich aufzudrängen, dass man Interesse hat und helfen möchte.

Symptom Nummer 6:
Instabile Gefühlswelt (affektive Instabilität) mit einem extremen Gefühlserleben und plötzlichen, oftmals heftigen Stimmungsschwankungen

Wie der Begriff *Emotional-instabile Persönlichkeitsstörung* schon verrät, sind die extremen Emotionen, die starken Gefühle charakteristisch für die Erkrankung. Man sagt, dass Borderliner die Gefühle zehn (andere Quellen sagen sogar 100) Mal intensiver wahrnehmen als »normale« Menschen. Marsha Linehan, die Begründerin der für Borderline entwickelten Dialektisch-Behavioralen-Therapie (DBT), hat in diesem Zusammenhang einmal gesagt: »Borderline-Persönlichkeiten sind das psychologische Äquivalent zu Patienten mit Verbrennungen dritten Grades. Sie haben sozusagen keine emotionale Haut. Selbst die leichteste Berührung kann enormes Leid auslösen.«

Man kann sich vielleicht vorstellen, wie anstrengend das ist. Man fühlt sich wie ein Flipperball, der ständig zwischen den Polen der Gefühlswelt hin und her geschleudert wird. Denn es braucht nicht viel, damit ein neues Gefühl in den Vordergrund rückt. Das können eine Songzeile, ein Blick, eine Szene, ein Wort sein, und das Rad der Emotionen dreht sich neu. Steckt man mitten in der Krankheit, hat man keine Kontrolle darüber, was die Gefühle mit einem machen. Man ist seinem Kopf wirklich hilflos ausgeliefert.

Da viele Betroffene äußerst sensibel für die Stimmungen anderer Menschen sind, sind soziale Situationen für viele Borderliner eine große Herausforderung. Ich beschreibe das immer mit dem Bild eines offenen Filters. Die Sinne sind weit offen, ich höre, sehe, bemerke Dinge, die andere nicht bemerken. Immer wieder habe ich mich gewundert, wenn um mich herum etwas passierte, was ich kommentierte, und mein Gegenüber hatte überhaupt nicht bemerkt, was los war.

Das kann man sich vielleicht so vorstellen, dass bei vielen Menschen der Fokus auf einer Stelle liegt, man konzentriert sich auf eine Sache oder vielleicht zwei, isst, schreibt aber auch eine Nachricht am Handy. Diese Dinge sind scharf, alles drum herum ist unscharf. Bei mir fühlt sich das eher an, als wäre alles immer scharf. Unterhalte ich mich mit jemandem in der Fußgängerzone, bekomme ich auch alles hinter mir mit, bin ich in einem Gespräch mit jemandem, nehme ich wahr, was am Nebentisch gesprochen wird.

Wenn dies aber ständig der Fall ist und die Eindrücke und Reize pausenlos auf einen einprasseln – dann kann man sich schon vorstellen, dass das schnell zu viel werden kann (was für Anspannung sorgt, die wieder irgendwie abgebaut werden muss).

Und das ist dann wohl auch der Grund, warum **Achtsamkeit,** also das gezielte Lenken der Aufmerksamkeit auf das Hier und Jetzt, mir so sehr hilft. Auch wenn die Filter weiterhin sensibler sind. Achtsamkeit hilft mir, die Ränder etwas unschärfer werden zu lassen und mich auf das, was gerade im Fokus ist, zu konzentrieren.

Neben der Stärke und der Sprunghaftigkeit der Gefühle war für mich auch ihre Absolutheit oft nur schwer auszuhalten. Damit meine ich, dass ich ganz meine Emotion war, ob gut oder schlecht. War ich traurig, dann konnte ich mir nicht vorstellen, jemals wieder fröhlich zu sein. Ging es mir gut, konnte ich nicht glauben, dass es mir vielleicht irgendwann wieder schlechter gehen könnte. Ich war so gefangen im jeweiligen Gefühl, dass es keinen Platz mehr für die Möglichkeit eines anderen Gefühls gab.

Symptom Nummer 7:
Chronische Gefühle von Leere

Nach diesen geschilderten Gefühlsexplosionen mag dieses Symptom im ersten Moment sehr widersprüchlich wirken. Wenn die

Gefühle doch immer da und so stark sind, wie kann man sich dann leer fühlen? Eine gute und berechtigte Frage. Und bei der Leere komme auch ich mit meiner sonst so bildhaften Sprache, mit den vielen Vergleichen an meine Grenzen. Ich versuche es trotzdem.

Besonders erwischt hat mich die Leere oft, wenn ich allein war. Wenn es keine Stimuli aus der Umgebung mehr gab, auf die es zu reagieren galt, an denen ich mich ausrichten konnte. Dann war es manchmal so, als würde ein Kartenhaus von einem leisen Lufthauch erwischt und geräuschlos in sich zusammenfallen. Wo eben noch dieses filigrane Kunstwerk stand, ist plötzlich nichts mehr.

Diese Tendenz, zum Existieren ein Gegenüber regelrecht zu brauchen, habe ich inzwischen bei vielen Betroffenen gefunden. Auch wenn der Umgang mit anderen Menschen unfassbar anstrengend sein kann, so ist dann doch wenigstens etwas da. Solange es eine Quelle gibt, auf die wir reagieren können, ist zwar nicht alles schön, aber irgendwie alles in Ordnung. So wie bei einem Kühlschrank: Steht die Tür offen, ist da Licht.

Was aber, wenn die Tür zugemacht wird? Nun, bekanntlich geht das Licht im Kühlschrank dann aus. So in etwa hat sich die Leere für mich angefühlt. Es gab keinen Grund mehr zu leuchten, da war ja niemand. Aber was ist dann meine Aufgabe? Was soll ich dann hier? Wer bin ich denn dann eigentlich? Das habe ich einfach nicht mehr gesehen, nicht mehr verstanden. Und dieses Fehlen, diese Lücke – diese Leere – kann dann regelrecht Panik verursachen, Anspannung auslösen. Damit wiederum kann ich dann umgehen, denn dafür gibt es Strategien – wenn auch keine guten.

Symptom Nummer 8:
Unangemessene, heftige Wut oder Schwierigkeiten, die Wut zu kontrollieren, zum Beispiel häufige Wutausbrüche, andauernde Wut

Eine besondere Rolle nimmt in diesem ganzen Zusammenspiel die Wut ein, daher ist ihr auch ein eigenes Symptom gewidmet. Sie kommt plötzlich, ist groß, (zu) stark, nicht angebracht. Wie eine Welle kommt sie und packt dich, kein Entkommen.

Von einer Sekunde auf die andere könnte ich platzen, der ganze Körper will reagieren, das Blut schießt durch die Adern, das Herz schlägt heftig, die Muskeln spannen sich an. Gerichtet hat sich die Wut sowohl nach innen als auch nach außen. Besonders »gefährlich« waren Menschen, die direkt vor mir zu langsam gehen, stehen bleiben. Generell konnten in meinen Augen »zu langsame« Menschen mich zur Weißglut treiben, augenblicklich. Wenn der eigene Kopf dauerhaft im Eiltempo funktioniert, können andere Menschen schnell zum Problem werden. Aber ich durfte mir ja nichts anmerken lassen, sonst hätte ich auffallen können – also wurde die Wut schön immer »drin« behalten, um sie dann später im großen Schwung mitsamt der restlichen Anspannung und unter Zuhilfenahme ungesunder Strategien abzubauen.

Mittlerweile weiß ich, dass zwar nicht immer, aber doch häufig hinter der Wut eigentlich ein ganz anderes Gefühl steckt. Schmerz, Trauer oder Enttäuschung zum Beispiel. Aber das sind ja alles unangenehme Gefühle, mit denen man sich nicht beschäftigen möchte. Auch die Wut ist vielleicht nicht das angenehmste Gefühl, aber damit kann man wenigstens irgendwie umgehen.

So habe ich in den letzten Jahren gelernt, zweimal hinzuschauen, wenn die Wut sich mal wieder bemerkbar macht. Bin ich vielleicht gerade enttäuscht oder verletzt worden? Und oft, sehr oft lautet die Antwort: Ja. Das ist natürlich nur der eine Teil der Erkenntnis. Mit diesen »neuen« Gefühlen dann klarzukommen, ist nochmal eine ganz eigene Geschichte.

Symptom Nummer 9:
Vorübergehende, durch Belastungen ausgelöste paranoide Vorstellungen oder schwere dissoziative Symptome

Zu Beginn meiner Beschäftigung mit dem Thema Borderline habe ich gedacht, dieses Symptom wäre an mir vorbeigegangen, hätte mich nicht erwischt. Bis ich mit anderen Betroffenen geredet habe und gemerkt habe, dass der erste Teil, die *paranoiden Vorstellungen,* wohl doch auf mich zutreffen.

Und zwar in der Form, dass ich davon überzeugt war, jeder sei gegen mich, alle würden sich über mich lustig machen, hinter meinem Rücken über mich reden. Hörte ich beim Laufen durch die Fußgängerzone eine Gruppe Menschen lachen, so war ich restlos davon überzeugt, dass sie sich über mich lustig machten. Schaute mich jemand mit einem Lächeln an, so war ich mir sicher, dass dies nur Schein war und die Person sich eigentlich dachte, was für ein schlechter, hässlicher, unfähiger Mensch ich doch sei.

Wovon ich allerdings wirklich verschont geblieben bin, sind die dissoziativen Symptome. Eine **Dissoziation** bedeutet knapp formuliert, dass das Bewusstsein sich aus dem Körper verabschiedet. Betroffene sind körperlich anwesend, nehmen jedoch nichts um sich herum wahr. Je nach Ausprägung funktionieren sie weiter, decken den Tisch, gehen Treppen, fahren Bahn – können sich hinterher jedoch an nichts mehr davon erinnern. Eine Borderline-Patientin hat es mir einmal so beschrieben, dass sie sich wie in einem Computerspiel fühle, bei der man den Charakter von außen sieht, während man ihn steuert. Um das Bewusstsein wieder in den Körper zu holen, braucht es in vielen Fällen einen starken Reiz. Auch hier kommt SVV zum Einsatz.

An dieser Stelle kann ich wieder nicht anders, als fasziniert von unseren menschlichen Gehirnen zu sein. Denn eigentlich versucht es, mit der Dissoziation den Menschen nur zu schützen. Wenn eine Erfahrung, ein Erlebnis sehr einschneidend und belastend war, dann versucht es auf diese Weise, das Erlebte abzuspalten. Wann der Mechanismus auftritt, liegt aber außerhalb der Kontrolle der Person, so dass der ursprüngliche Schutzmechanismus nun hinderlich sein kann.

Meine Borderline – heute

Wie einleitend schon geschrieben, ist zwar keines der Symptome verschwunden, aber ich habe gelernt, anders mit ihnen umzugehen. Habe gelernt, was bei mir Anspannung auslöst, welche Situationen für mich schwierig sind, und neue, bessere Strategien entwickelt, um damit umzugehen. Mit mir umzugehen, mich um mich zu kümmern, für mich zu sorgen. Gut zu mir zu sein, statt mich zu zerstören.

Ich habe gelernt, mich in einem neuen, anderen Licht zu sehen. Mich nicht mehr zu hassen, zu verabscheuen, sondern mich nach und nach zu akzeptieren und sogar ein bisschen zu lieben.

Ich habe gelernt, dass praktisch hinter jedem Symptom eine Form der Anspannung stand, weil ich mit dem, was bestimmte Situationen, Gedanken, Gefühle, andere Menschen in mir auslösen, nicht umgehen kann. Ich habe gelernt, diese Dinge neu anzugehen, habe die Mechanismen dahinter verstanden und bessere Strategien, Fähigkeiten und Fertigkeiten kennengelernt.

Ich habe gelernt, dass es keinen Scheinwerfer gibt, der mich ständig anleuchtet und dafür sorgt, dass *alle* mich *ständig* beobachten. Dass die meisten Menschen viel zu beschäftigt mit sich selbst sind, als dass sie merken würden, wie ich mich verhalte.

Borderline sei Dank

Inzwischen sehe ich auch die guten – ja, richtig gelesen –, die guten Seiten meiner Borderline. Auch heute bin ich noch emotional und impulsiv, bin aber inzwischen so weit, dass ich das genießen kann. Mit mir wird es zum Beispiel niemals langweilig. Weil ich immer wieder neue Ideen und Impulse habe, denen ich dann auch nachgehen möchte. Mal etwas anders machen, etwas ausprobieren, raus aus der Routine. Darin sind Borderliner unglaublich gut.

Viele Betroffene sind enorm kreativ. Ob sprachlich oder gestalterisch, wir finden Bilder und Worte für Dinge, für die es eigentlich keine Bilder und Worte gibt. Wenn wir es schaffen, den Wirbelsturm in uns nach außen zu bringen, sei es auf Papier oder die Leinwand, als Musik oder Business-Idee, dann können großartige Dinge entstehen.

Meine ausgeprägte Empathie, meine offenen Sinne, die hohe Sensibilität für meine Umgebung können anstrengend werden. Aber im Umgang mit anderen Menschen kann genau das auch für beide Seiten von Vorteil sein. Mein Gegenüber muss mir oft gar nicht sagen, wie es ihm geht, weil ich es sowieso spüre. Gehe ich zu meinen Mädels ins Café, weiß ich sofort, wie die Laune ist, und kann entsprechend auf die Stimmung reagieren.

Syndrom

Gerade im Zusammenhang mit Borderline, aber auch bei anderen psychischen Krankheiten fällt immer wieder der Begriff **Syndrom.** Ich persönlich mag es nicht, wenn man vom *Borderline-Syndrom* spricht – das macht die Sache nur noch komplizierter. Manche behaupten, es handele sich dabei um einen etwas veralteten Begriff. Trotzdem wird er besonders von den Medien immer wieder aufgegriffen.

Ein Syndrom ist laut Definition *ein Krankheitsbild, das sich aus dem Zusammentreffen verschiedener charakteristischer Symptome ergibt.* Das mag auf Borderline zutreffen. Ich für meinen Teil bin jedoch immer leicht bis mittelmäßig irritiert, sobald der Begriff fällt. Der Vollständigkeit halber wollte ich ihn an dieser Stelle aber zumindest erwähnt haben.

Häufigkeit

Für mich auch enorm wichtig zu wissen: dass ich mit meinen Erfahrungen nicht allein bin. Dass es anderen genauso geht wie mir. Dass andere auch unfreiwillig in der Achterbahn sitzen, dass es Menschen gibt, die verstehen, was ich jeden Tag mit meinem Kopf durchmache. Und das sind gar nicht so wenige.

Für Borderline wird mittlerweile an vielen Stellen mit einem Wert von zwei Prozent der Bevölkerung gearbeitet. Das mag zunächst wenig klingen. Wenn man aber bedenkt, dass Deutschland momentan etwa 82 Millionen Einwohner hat, dann bedeuten zwei Prozent 1640000 Menschen. Über eineinhalb Millionen, was ziemlich genau der Größe von Hamburg entspricht. Und das sind nur die direkt Betroffenen. Dass das Umfeld je nach PS – oder generell (psychischer) Krankheit – mitleidet, ist hier noch gar nicht einberechnet.

Insgesamt gehören Persönlichkeitsstörungen (PS) zu den häufigsten psychischen Erkrankungen. Genau zu sagen, wie viele Menschen in Deutschland eine PS haben, ist sehr schwer. Zum einen werden nicht alle Betroffenen behandelt, werden also mitunter nie »offiziell« gezählt. Zum anderen kommt eine PS – wie bei mir – meistens nicht allein daher. Liegt bei einem Betroffenen mehr als eine Diagnose vor, nennt man dies **Komorbidität.** So liegt bei Menschen mit einer Alkoholabhängigkeit häufig auch eine Depression vor; ebenso wie viele Patienten mit Borderline gleichzeitig mit einer Sucht kämpfen.

Die Studien zur Häufigkeit von PS schwanken zwischen 8 und 15 Prozent der Bevölkerung, so dass man heute davon ausgeht, dass etwa 10 Prozent der Deutschen davon betroffen sind. Die Lebenszeitprävalenz liegt also bei 1 zu 10.

Neben Borderline gibt es noch eine ganze Handvoll weiterer Störungen der Persönlichkeit. Im DSM werden die PS in drei sogenannte **Cluster** unterteilt. Im Cluster A finden sich Störungen, bei denen das Verhalten *sonderbar* oder *exzentrisch* erscheint. Hierzu zählen die paranoide, die schizoide und die schizotypische PS. Im nächsten Cluster geht es um Störungen, bei denen das Verhalten *dramatisch* oder *affektregulationsgestört* erscheint. Der Duden definiert **Affekt** als *heftige Erregung, Gemütsbewegung; Zustand außergewöhnlicher psychischer Angespanntheit.* Hier gibt es neben Borderline noch die antisoziale bzw. dissoziale, die histrionische und die narzisstische PS. Im dritten und letzten Cluster schließlich geht es um Störungen, bei denen das Verhalten *ängstlich* oder *furchtsam* erscheint. Darunter fallen die selbstunsichere, die abhängige und die zwanghafte PS.

Darf's noch etwas mehr sein? Formen der Abhängigkeit

Meine Liebe zu Mr. A.

Da saß ich nun also mit allem, was eine Borderline-Persönlichkeitsstörung so mit sich bringt, wusste nicht, dass ich krank bin, was helfen könnte, dass überhaupt etwas helfen konnte. Ich war auf mich allein gestellt. Und auf die Mittel, die ich eben zur Verfügung hatte. Neben der Selbstverletzung war es bei mir der

Alkohol, mit dem ich Missbrauch getrieben habe und der mich schließlich in die Abhängigkeit geführt hat.

Wie so viele andere habe ich als Jugendliche das erste Mal getrunken. Damals hatten die Kämpfe in meinem Kopf schon begonnen, auch wenn ich noch nicht wusste, dass ich krank bin. Trinken hat mir dabei geholfen, mein inneres Chaos, meine Gedanken und Gefühle »in den Griff« zu bekommen, sie zu dämpfen. Leider hat der Alkohol diesen Job zu gut gemacht, so dass ich irgendwann nicht mehr ohne ihn konnte.

In den sieben Jahren zwischen meinem 16. und 23. Lebensjahr gab es keinen Tag, an dem ich nicht getrunken habe. In meiner Hochphase habe ich eine Flasche Wodka täglich plus »Nebengetränke« wie Wein, Bier, Rum-Cola oder Prosecco getrunken.

Natürlich ging es nicht von heute auf morgen los. Wie bei der Selbstverletzung auch habe ich »klein« angefangen, mit Bier, Erdbeersekt, Rotwein-Cola. Mr. A. wurde zu meinem konstanten Begleiter. Und da ich ihn auch immer häufiger in Situationen bei mir haben wollte (beziehungsweise musste), in denen er nichts zu suchen hatte, brauchte es Strategien, damit das Trinken unbemerkt blieb. Daher fiel meine Wahl auf Wodka. Geruchlos, farblos, schön stark, bezahlbar, und er lässt sich praktisch mit allem mischen.

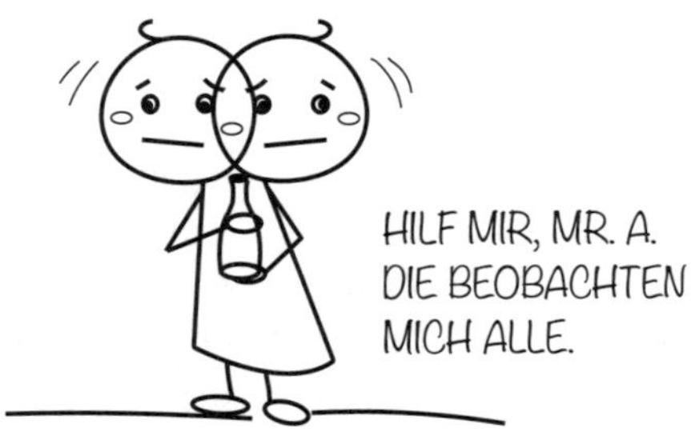

Die berühmte Gewöhnung trat natürlich auch bei mir ein, und irgendwann brauchte ich immer mehr Alkohol, um den gewünschten Effekt zu erzielen. Irgendwann fand ich heraus, dass der Alkohol schneller, besser wirkte, wenn ich verschiedene Arten mischte. So nippte ich abwechselnd an Prosecco-Bull, Wodka-Eistee und Rum-Cola.

Ins Geld ging es trotzdem. Ich habe es nie ausgerechnet, würde aber schätzen, dass ich pro Tag wohl an die zehn Euro in die Sucht investiert habe. Im Durchschnitt. Ich fange gar nicht erst damit an, darüber nachzudenken, was ich mit dem Geld alles Schönes hätte machen und erleben können. Finanziert habe ich mich und Mr. A. mit meinem selbstverdienten Geld. Schon mit 13 Jahren habe ich angefangen zu arbeiten, zuerst mit dem klassischen Zeitungen-Austragen. Mit 16 übernahm ich dann Jobs an der örtlichen Tankstelle, später in der Gastronomie – und lernte dort die Vorzüge des ständig verfügbaren Alkohols schnell und sehr zu schätzen.

Die Beschaffung des Alkohols wurde mit steigendem Konsum natürlich nicht einfacher, wie schon im Prolog dargestellt. Irgendwann kannte ich jeden Supermarkt, nicht nur bei mir im Ort, sondern auch in der Münchener Innenstadt. Wusste, wo mein Fünf-Euro-Wodka steht, wurde besser darin, einzuschätzen, welcher Kassierer es mir am einfachsten machen würde – denn auch nach dem 18. Geburtstag bestand die Gefahr, nach dem Ausweis gefragt zu werden, was wiederum den Kaufvorgang in die Länge zog, der aufgrund der ständig präsenten Angst, aufzufliegen, gesehen zu werden, sowieso schon so groß war, dass ich danach so schnell wie möglich den ersten Schluck nehmen musste.

War ich endlich aus dem Laden und zu Hause, ging die Angst, entdeckt zu werden, natürlich weiter. Die ersten Jahre meiner Abhängigkeit wohnte ich noch zu Hause. Nicht nur der

Konsum an sich musste versteckt werden, sondern auch die Auswirkungen. Leere Flaschen, Gläser, Erinnerungslücken. Aber wie auch bei der Selbstverletzung wird man kreativ, findet Ausreden und Erklärungen, die wenigstens für den Moment reichen.

So übernahm der Alkohol also mehr und mehr die Kontrolle über mein Leben. Wurde immer wichtiger. Das Trinken bekam höchste Priorität. Darunter litten natürlich meine sozialen Beziehungen. Statt mich mit Freunden zu treffen, blieb ich zu Hause, damit ich in Ruhe trinken konnte.

Dass ich so nach und nach in eine Depression rutschte, fiel mir nicht auf. Meine *Löcher* wurden zahlreicher und tiefer. Mit Loch meine ich die Abende, an denen ich mich bis zur Besinnungslosigkeit betrank, meine Gedanken aggressiv zu Papier brachte, mich mit Musik oder Bildern so lange fertigmachte, bis ich mich, von Heulkrämpfen durchgeschüttelt, selbst verletzte und schließlich vor Erschöpfung einschlief.

Am nächsten Morgen hatte das zur Folge, dass ich nicht nur häufig mit Restalkohol im Blut aufwachte, sondern auch die Bruchstücke und Spuren des Vorabends deuten musste. Wie tief hatte ich mich selbst verletzt? Hatte jemand etwas mitbekommen? Stehen noch Gläser herum? Waren diese Fragen geklärt, ging es quasi sofort mit dem nächsten Schluck weiter – um mit dem schlechten Gewissen, der Scham, dem Schmerz weiter klarzukommen. In die Schule zu gehen. Später dann auch in die Uni, zur Arbeit.

Die Frage, ob wirklich niemand etwas mitbekommen oder zumindest geahnt hat oder vielleicht nicht sehen wollte, stelle ich mir auch immer wieder. Wenn ich mir heute die Tragweite meiner damaligen Situation vor Augen führe, so fällt mir manchmal selbst schwer zu glauben, dass niemand etwas mitbekommen hat. Dass meine Ablenkungsmanöver und Strategien gewirkt haben, wurde mir aber klar, als ich mein »Coming-out« hatte und anfing, den Menschen von meinen Problemen zu erzählen. Die Reaktionen reichten von Überraschung und Verwunderung bis zu Fassungslosigkeit, Unglauben und Bestürzung. »Das hätte ich ja niemals geahnt! Du bist doch immer so …«

Diese Kreativität gepaart mit dem festen Entschluss, nicht aufzufallen, unbemerkt zu bleiben, kann unfassbare Kräfte freisetzen – hat es jedenfalls bei mir. Man lernt mit der Zeit, seine Umwelt einzuschätzen: »Ist die Bahn frei?« Kann ich mit einem Rucksack leerer Wodkaflaschen aus dem Haus, weil alle unterwegs sind? Schlafen alle, so dass ich keine Angst mehr haben muss, gestört zu werden? Trinke ich heute extra wenig in der Bandprobe, um allen zu zeigen, dass ich das Zeug nicht brauche, um später zu Hause alleine in Ruhe zuschlagen zu können?

An viele dieser Episoden kann ich mich kaum oder nur spärlich erinnern. Auch wenn ich brav funktionierte und mein Körper mir leider nicht deutlich genug zeigte, wie sehr ich ihm mit meinen Strategien schadete, ging der andauernde Konsum natürlich nicht spurlos an ihm vorbei. Neben meinem Verdauungstrakt war es hauptsächlich mein Gedächtnis, das stark gelitten hat.

Blackouts und Erinnerungslücken wurden für mich normal. Dank »Gewöhnung« hatte der Alkohol zwar nicht mehr so schnell so starke Auswirkungen auf mich, und auch nach einer Flasche Wein wirkte ich nach außen nüchtern, aber am nächsten Morgen wusste ich trotzdem nicht mehr, was nach dem zweiten Glas alles geredet wurde und passiert ist.

Die Angst aufzufliegen war in dieser Zeit mein ständiger Begleiter. Die Pausen in der Schule, später an der Uni und auch in der Arbeit verbrachte ich allein, auf Toiletten, in ruhigen Ecken, um ungestört trinken zu können. Mr. A. sorgte dafür, dass soziale Kontakte für mich unmöglich beziehungsweise nur in seiner

Gegenwart durchzustehen waren. Ständig kaute ich Kaugummi oder lutschte stark riechende Bonbons, um eventuell vorhandene Gerüche zu überdecken. Kam mir jemand zu nahe, brach der Schweiß in mir aus, und Panik stieg in mir hoch. Fragte mich jemand, ob er einen Schluck von meinem Eistee haben konnte, reagierte ich übertrieben heftig.

Das entwickelte sich nach und nach zu einer **Sozialphobie,** die mich für einige Jahre begleiten sollte. Hinter dem Begriff verbirgt sich in etwa das Borderline-Symptom Nr. 9, das mit der Paranoia. Die Angst, von anderen Menschen als merkwürdig, peinlich oder lächerlich empfunden zu werden, ist Hauptmerkmal dieser Erkrankung. Vor anderen zu essen, war zum Beispiel der pure Horror für mich, aber auch nur mit Kommilitonen zu reden, war eine absolute Tortur.

Hatte ich was zwischen den Zähnen? Sehen meine Haare komisch aus? Die will doch bestimmt gar nicht mit mir reden? Gleich erzählt sie allen, mit was für einem komischen Mädchen sie da gerade geredet hat. Die Leute im Hörsaal hinter mir denken bestimmt, was für eine seltsame Körperhaltung die da vorne hat. Warum schauen mich die Menschen in der Tram alle so komisch an? Riechen die den Alkohol? Natürlich spielte die Angst, jemand könne meinen Konsum bemerken, eine große Rolle dabei. Gleichzeitig half mir der Alkohol, diese Ängste und Gedanken unter Kontrolle zu bekommen. Ein Teufelskreis. Je weniger Mr. A. die Kontrolle über mich hatte, desto schwächer wurde die Sozialphobie zum Glück.

Dass mein Trinken weder normal noch gesund war, war mir natürlich in gewisser Weise klar. Aber wenigstens konnte ich so weiter meinen Pflichten nachgehen. Zu diesem Zeitpunkt hatte ich noch keine meiner Diagnosen erhalten, meine eigene Wahrnehmung war, ich selbst sei der Fehler, bin einfach zu schwach. Und Mr. A. half mir, etwas »normaler« zu werden.

Auch als meine Diagnose gestellt war, blieb die Alkoholabhängigkeit der Teil von mir, mit dem ich lange die größten Probleme hatte, den ich lange nicht akzeptieren wollte. Schließlich hatte ich ja kein Problem – dachte ich damals.

Nach sieben Jahren täglichen Konsums war es im Frühjahr 2009 endlich so weit: Ich beschloss, nicht mehr zu trinken. Wenigstens für ein paar Tage. Mein Freund war einige Tage beruflich unterwegs, ich hatte also meine Ruhe. Und es klappte. Am Ende waren es drei oder vier Tage, an denen ich keinen Schluck trank. Womit für mich klar war, dass ich wirklich kein Problem hatte. Keine Entzugserscheinungen, kein Zittern, keine Schweißausbrüche – nichts. Ich konnte den Schalter einfach umlegen. Also keine Gefahr.

Aber natürlich war das nicht die letzte Antwort. Ich hatte sehr wohl ein größeres Problem, als mir klar war. Was in den nächsten Jahren folgte, war ein Auf und Ab. Phasen, in denen ich einigermaßen stabil war, mich nicht selbst verletzte und kaum oder nur wenig trank, wechselten sich mit Phasen ab, in denen ich komplett in alte Verhaltensmuster rutschte.

Manchmal gelang es mir sogar, monatelang nicht zu trinken. Oder zumindest kontrolliert: Ich setzte mir Regeln wie *Nur zwei Mal pro Woche* oder *Nur zwei Getränke pro Tag* – und eine Zeitlang funktionierte das auch ganz gut. Bis irgendwann die nächste Krise, das nächste Loch auf mich wartete, mich für eine gewisse Zeit, ein paar Stunden, Tage oder auch Wochen verschlang, um mich danach wieder auszuspucken, und der Kampf von vorne losging.

Auch als ich 2014 die offizielle Diagnose der Abhängigkeit bekam, war ich weiter davon überzeugt, dass ich das »Problem« im Griff hatte. Dass ich es schaffen würde, kontrolliert mit Mr. A. umzugehen; egal, was die Profis um mich herum behaupteten. Dadurch, dass ich damit in dieser Art und Weise umging, begriff auch mein Umfeld nicht, dass ich schon lange die Kontrolle über den Konsum verloren hatte.

Das lag auch daran, dass ich es in Gesellschaft nie mit dem Trinken übertrieb. Dass fast der gesamte, übermäßige Konsum versteckt, allein, zu Hause stattfand. Und dass ich immer weiter funktionierte, nie die Schule, die Uni oder die Arbeit versäumt habe. Diese Dinge hatten immer höchste Priorität, mussten funktionieren – sonst hätte ja jemand etwas merken können, Fragen stellen können. Das durfte nicht passieren.

Solange mir mein Umfeld die Sicht der Dinge, dass das Problem ja nicht so groß sei, aber bestätigte, konnte die Sucht weiter bleiben. Wir fühlten uns bestärkt in unserer Wahrnehmung, ich war weiter davon überzeugt, die Kontrolle zu haben. Bis Ende 2017 das erste Mal ein Mensch zu mir sagte, dass ich mir mit all dem nur etwas vormache, dass ich krank sei und dass ich etwas ändern müsse. Diese Aussage war mit der Grund dafür, dass ich nun abstinent bin, keinen Schluck mehr trinke.

Enorm wichtig war aber auch ein anderer Schalter, der sich in mir umgelegt hat, wohl umlegen *musste,* damit ich diesen Schritt wirklich gehen konnte: Eine lange Zeit glaubte ich, *nie wieder* einen Schluck zu trinken sei eine Niederlage, ein Eingeständnis meiner Schwäche, meines Unvermögens, mit Mr. A. umzugehen. Genau das hat sich mittlerweile geändert, und ich sehe es nun als Stärke, als Leistung an, nicht mehr zu trinken.

Nicht nur bei mir steckt hinter der Abhängigkeit ein anderes Problem – oder mehrere –, die das Verhalten auslösen, überdecken oder kompensieren sollen. Heute glaube ich, dass ich am Anfang meiner Therapiereise einfach noch nicht so weit war, Mr. A. gehen zu lassen. Er war so lange meine größte Unterstützung, mein Verbündeter, mein Helfer im Kampf gegen meinen eigenen Kopf. Ich musste das alles erst neu sortieren, mir andere Strategien suchen, um ihn nicht mehr zu brauchen. Erst als ich mich mehr mit den Ursachen und Auslösern beschäftigte, hatte ich die Chance, auch das zu schaffen. Den Alkohol gleich wegzulassen, das wäre wohl gewesen, als ob man bei C anfängt, obwohl A und B noch gar nicht fertig sind. Ich musste mich erst mit der Borderline auseinandersetzen, sie kennenlernen und verstehen, warum und wobei Mr. A. mir eigentlich so geholfen hat. Erst dann war der völlige Verzicht eine realistische Option.

Und das ist er mittlerweile immer noch. So stabil wie nun, seit ich Mr. A. links liegen lasse, war ich wohl noch nie in meinem Leben. Das hat neben meinem neuen Partner, mit Medikamenten, aber vor allem auch meiner **Sobriety** zu tun. Ich mag die Bezeichnung *trocken* einfach nicht. Wie so oft beneide ich die englische Sprache um den wunderbaren Begriff **sober**, der zwar auch für die Abstinenz von Substanzen benutzt wird, für nüchtern, aber auf im Sinne von »einen klaren Kopf haben, bei wachem Verstand sein«.

Und in meinem Kopf ist wahrlich schon genug los. Da brauche ich kein Nervengift, keine Substanz, die da auch noch mitmischt und alles noch mehr durcheinanderbringt, als es sowieso schon ist.

Abhängigkeit – Sucht – Missbrauch

Im Volksmund spricht man bei Abhängigkeit und Substanzmissbrauch meist einfach von **Sucht.** Die drei Begriffe überschneiden sich teilweise. Bei einer **stoffgebundenen** Störung spricht man fachlich korrekt von Abhängigkeit, sonst meist von Sucht. Es wird also unterschieden, ob es einen *Stoff* zur Befriedigung der Sucht braucht oder ob es im weitesten Sinne ein Verhalten ist, von dem man abhängig ist, zum Beispiel vom Kaufen, Arbeiten, Sex oder Sport. Bei **Missbrauch** handelt es sich sozusagen um die »kleinere Abhängigkeit«. Es sind also schon Symptome einer

Abhängigkeit vorhanden, aber es reicht noch nicht, um diese Diagnose zu stellen. Was nicht bedeutet, dass es weniger ernst ist – auch mit Missbrauch kann man sich erheblich schaden. Körperlich und sozial.

Am bekanntesten ist wohl die Alkoholabhängigkeit. Aber auch andere **psychotrope Substanzen,** also Substanzen, die auf die Psyche einwirken – umgangssprachlich meist vereinfacht mit *Drogen* betitelt –, können zu Abhängigkeit führen. Ebenso können bestimmte Verhaltensweisen zu einem Problem werden.

Sucht

Das Online-Lexikon für Psychologie und Pädagogik definiert Sucht als *das unabweisbare Verlangen nach einem bestimmten Erlebniszustand. Diesem Verlangen werden die Kräfte des Verstandes untergeordnet. Es beeinträchtigt die freie Entfaltung einer Persönlichkeit und zerstört die sozialen Bindungen und die sozialen Chancen eines Individuums.*

Egal, wie man es definiert und nennt, Betroffene versuchen meiner Erfahrung nach durch das Verhalten häufig, etwas zu kompensieren, angenehme Erlebnisse zu erzeugen und/oder Kontrolle zu übernehmen. Im Verlauf der Krankheit übernimmt sie aber immer mehr die Kontrolle, so dass Betroffene oft viel Energie und Zeit darauf verwenden, die Krankheit glücklich zu machen – und dabei selbst auf der Strecke bleiben.

Die Kriterien

Um die Diagnose stellen zu können, wurden auch hier Kriterien festgelegt. Von diesen müssen mindestens drei über einen gewissen Zeitraum erfüllt sein:

1. *Starkes Verlangen:* Es besteht ein starkes Verlangen, die Droge zu konsumieren beziehungsweise das Verhalten auszuführen.
2. *Toleranzentwicklung:* Es werden immer größere Mengen benötigt, um die gewünschte Wirkung zu erzielen.
3. *Kontrollverlust:* Es fällt der Person immer schwerer, ihr Verhalten in Bezug auf die Droge zu kontrollieren, sich zum Beispiel an Grenzen, feste Dosierungen zu halten.
4. *Entzugserscheinungen:* Werden die Menge reduziert, die Droge abgesetzt, das Verhalten unterdrückt, treten (körperliche) Entzugserscheinungen auf.
5. *Vernachlässigung von Interessen:* Neben Interessen werden Beruf, Hobbys und soziale Kontakte zunehmend vernachlässigt.
6. *Negative Konsequenzen:* Obwohl die Person weiß, dass das Verhalten, der Konsum soziale, körperliche und psychische Schäden mit sich bringen, ist sie nicht in der Lage, damit aufzuhören.
7. *Konsumroutine:* Die Befriedigung der Sucht wird immer routinierter.

Die Häufigkeit

Die ersten Worte auf der Seite des Bundesministeriums für Gesundheit beim Thema Sucht und Drogen lauten: »Sucht ist kein Randproblem in der Gesellschaft.« Das fasst es ziemlich gut zusammen. Zählt man die dort in den darauf folgenden Abschnitten genannten Zahlen zusammen, lautet das Ergebnis: 20,46

Millionen. Es gibt in Deutschland also 20460000 Menschen, die von einer Sucht oder einer Abhängigkeit betroffen sind. Das ist mal eben ein Viertel der Deutschen.

Neben Tabak und Alkohol sind Medikamente, Cannabis und andere illegale Drogen, Glücksspiel und das Internet die häufigsten Ursachen. Was in diesem Zahlenspiel also noch fehlt, sind Menschen, die von ihrem eigenen Verlangen nach Arbeit, Sport oder Sex kontrolliert werden. Und es gibt sicher Menschen, die in mehrere Kategorien fallen (Rauchen *und* Trinken, Rauchen *und* Cannabis zum Beispiel). Die Wahrscheinlichkeit, dass die Wahrheit also tatsächlich dieser Zahl entspricht, ist hoch.

Spezialfall Alkohol

Studien zeigen, dass die Lebenszeitprävalenz für Alkoholkonsum – das heißt, irgendwann in seinem Leben nimmt man einen Schluck davon – bei 96,7 Prozent liegt. Ein Wert, den wir sonst wohl nur bei wenigen anderen Umfragen erreichen. Gesehen aufs Jahr ist dieser Wert nur minimal niedriger: 95 Prozent trinken mindestens einmal im Jahr.

Beim Konsum von Alkohol unterscheidet man zwischen fünf »Schweregraden«:

* Da wären zum einen die **Abstinenz,** also der völlige Verzicht,
* der **»normale« Konsum** – wobei ich auch hier gerne die Frage aufwerfen möchte, wie »normal« dieser ist oder sein sollte,
* der **schädliche Konsum** – also mehr als beispielsweise die WHO empfiehlt,
* der **missbräuchliche Konsum** – der schon Züge der Abhängigkeit aufweist,
* die **Abhängigkeit.**

Die letzten beiden Kategorien treffen in Deutschland auf knapp über drei Millionen Menschen zu. Das ist also in etwa so, als ob ganz Berlin betroffen wäre.

Wie wir in den Kriterien gesehen haben, entscheidet nicht die Menge, ob jemand bereits in diese Kategorien fällt. Viel ausschlaggebender ist das Verhalten rund um den Konsum. So trinken vor allem viele Jugendliche oder Studenten in gewissen Phasen ihres Lebens wohl eindeutig »zu viel«. Für die meisten von ihnen ist es jedoch kein Problem, in den Semesterferien, während der Prüfungszeit oder des Besuchs bei den Eltern nichts zu trinken. Die Aussage, jemand, der jeden Freitagabend ein Glas Rotwein trinkt, sei alkoholkrank, stimmt also nicht in jedem Fall. Hat dieser Mensch kein Problem damit, einmal einen Freitag auszulassen, weil er krank oder verabredet ist, muss man sich keine Sorgen machen. Ist der Rotwein jedoch wichtiger als die eigene Gesundheit oder soziale Kontakte, dann sieht das anders aus.

Die Alkoholabhängigkeit ist seit 1968 eine gesetzlich anerkannte Krankheit. Die Lebenszeitprävalenz liegt bei unglaublich hohen 13 Prozent! Auf der Webseite der **Aktionswoche Alkohol** gibt es noch weitere, erschreckende Zahlen: 74000 Todesfälle jährlich gehen auf das Konto von Alkohol. Haarsträubend finde ich allerdings eine weitere Tatsache: Der deutsche Staat hat jedes Jahr durch den Verkauf von Alkohol Steuereinnahmen in Höhe von knapp 3 Milliarden Euro. Gleichzeitig entstehen durch den Konsum und dessen Folgen für den Staat Kosten in Höhe von circa 40 Milliarden Euro! Es wäre also auch im Sinne des Landes, wenn insgesamt weniger getrunken würde. Eine höhere Besteuerung wie in manch skandinavischen Ländern, die zu einer Verteuerung von Alkohol führt, wäre hier nur eine von vielen Lösungen.

Aber auch über die Zahlen hinaus finde ich persönlich den Umgang mit Alkohol in unserer Gesellschaft ziemlich bedenklich. Ich bin kein Moralapostel und möchte niemandem sein geliebtes Glas Rotwein vermiesen. Aber ein wenig mehr Bewusstsein, ein etwas kritischeres Auge auf den eigenen Konsum und das Trinkverhalten im eigenen Umfeld würde ich für sinnvoll halten.

Wie oft wird getrunken, ohne wirklich darüber nachzudenken? Wie automatisch wird abends das Bier aufgemacht, die Flasche Rotwein bestellt, mit dem Glas Prosecco angestoßen? Wie verrückt ist es, dass sich die Menschen, die nicht trinken, sehr viel mehr rechtfertigen müssen als die vielen anderen, die trinken? Alkohol gehört dazu, ist immer dabei, immer verfügbar – meistens auch gut gekühlt an jedem Kiosk –, er ist bezahlbar und wird akzeptiert.

Dass man nicht erst psychisch krank sein muss, um die angenehmen Effekte des Alkoholkonsums gezielt zu suchen, steht fest. Entspannen, einfach mal loslassen, locker werden, sich belohnen – das sind die Stichpunkte in diesem Zusammenhang. Unangenehme Gedanken und Gefühle lassen sich nur zu leicht von einem Glas Alkohol dämpfen, ausblenden. Sie gehen davon natürlich nicht weg, aber zumindest verschwinden sie für eine Weile.

Auf kurze Sicht mag diese **Selbstmedikation** funktionieren, auf lange Sicht kann es aber gehörig nach hinten losgehen. Hinter nahezu jeder Abhängigkeit oder Sucht liegt eigentlich ein anderes Problem. Durch den **dysfunktionalen** Einsatz von Stoffen oder Verhaltensweisen versucht der Betroffene, es zu regulieren. Besonders häufig sind komorbide – also gleichzeitig auftretende – Depressionen. Womit wir schon beim nächsten Thema wären.

Tschüss, Leben – hallo, Bleiumhang

Die Depression & ich

Fragt man mich, welche Krankheit bei mir als erste da war, so bin ich mir heute sicher, dass es die Borderline war. Der Alkohol sollte mir dabei helfen, irgendwie mit all dem klarzukommen, was sie für mich bereithielt. Und mit der Abhängigkeit kam dann auch nach und nach die Depression angeschlichen, bis sie irgendwann dick und fett und schwer neben mir auf der Couch saß.

Viele Leute, die mich kennen, sagen Dinge wie: »Was? Du, Depressionen? Aber du bist doch immer so gut drauf!« Ach, herrliche Maske, herrliches Versteckspiel, herrliche Vorurteile, herrliche Stereotype. Wie hat man denn bitte auszusehen, wenn man eine Depression hat? Dass ich eine Depression *habe*, heißt nicht, dass ich eine Depression *bin*. Dass sie ich ist, oder ich sie. Sie ist bei mir, mit mir, Teil meines Lebens, aber sie ist nicht mein Leben.

Bei mir handelt es sich mittlerweile um eine chronische beziehungsweise **rezidivierende Depression**. Das heißt, im Gegensatz zu vielen anderen Betroffenen, die nur ein oder vielleicht zwei, drei depressive Episoden in ihrem Leben durchmachen, ist sie mein ständiger Begleiter. Auch wenn sie nicht immer akut ist, steht sie sozusagen immer hinter mir. Ich beschreibe die Depression gern mit etwas Großem, Dunklen, das ständig hinter mir steht und versucht, mich nach unten zu ziehen.

Auch an »guten« Tagen, ohne Alkohol, ohne Selbstverletzung, auf Reisen, beim Wandern oder im Alltag – die Dunkelheit ist immer da. Und ich muss mich jeden Tag aufs Neue wehren, mich gegen sie stemmen, ihr nicht wieder ins Loch folgen, wie ich es so viele Jahre lang getan habe. Und ja, das ist verflucht anstrengend, kostet enorme Kraft. Denn ich darf nie nachlassen, sonst packt sie mich. Die Sucht und die Borderline wollen aber auch ihre Aufmerksamkeit, fordern auch oft einiges an Kraft, um sie in Schach zu halten. Und oft, sehr oft ist es dann passiert, dass die Kräfte nicht mehr gereicht haben. Dass an einer der Fronten der Damm gebrochen ist – und die drei sich dann vereint auf mich stürzten.

Auch verwende ich gern das Bild eines Bleiumhangs, der mir übergelegt wird. Es fühlt sich an, als hinge an jedem Muskel ein Fünf-Kilo-Gewicht, welches zusätzlich bewegt werden muss. Laufe ich in Phasen, in denen die Depression gerade nicht so akut ist, Marathon, gehe in die Berge und fahre Fahrrad, so wird in Phasen, in denen die Depression da ist, selbst der Weg in die Küche zur Herausforderung.

»Aber dann schreib doch wenigstens eine SMS!«, ist eine häufig geäußerte Bitte oder Aufforderung von Freunden, die sich Sorgen machen, weil man sich nicht meldet. Dass ich es in diesen Phasen schlicht nicht schaffe, mein Handy in die Hand zu nehmen, geschweige denn eine Nachricht zu schreiben, ist schwer

AUFSTEHEN? UNMÖGLICH.

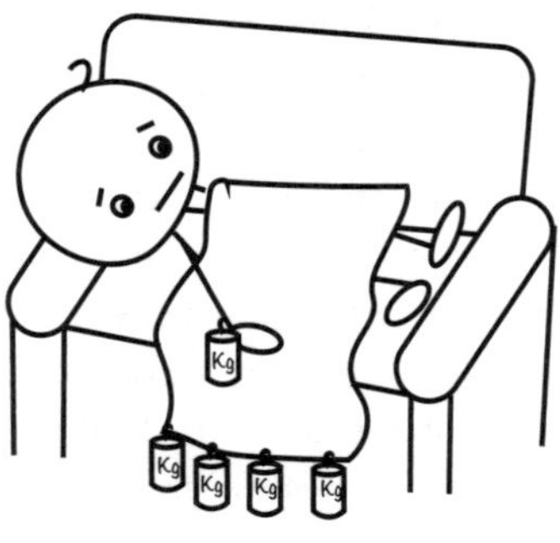

nachzuvollziehen. Dass es mich alle Kraft kostet, mir ein Glas Wasser zu holen, zu essen, mich zu waschen, etwas anzuziehen, können sich die Wenigsten vorstellen. Dass ich mich nach jeder dieser Aktionen ausgelaugt und schwach fühle, als wäre ich gerade drei Marathons gelaufen, ist unbegreiflich – auch für mich. Und weil es so anstrengend ist, weil *alles* so anstrengend wird, lässt man es einfach. Man bleibt auf der Couch. Für Tage. Bewegt sich kaum. Jede Aktion erfordert höchste Konzentration, Kraft, Anstrengung und muss gut abgewogen und erstmal lange im Kopf diskutiert und vorbereitet werden.

Diese Schwere, dieser Stillstand gilt aber leider nicht für meinen Kopf. Der ist höchst aktiv, beziehungsweise die Depression darin. Sie führt mir nicht nur in endloser Dauerschleife meine eigenen Fehler, Unzulänglichkeiten, Peinlichkeiten, Schmerzen, meine traurigen Erinnerungen und schlimmen Erlebnisse vor, sondern je nach Laune auch alles sonst, was auf der Welt schlecht läuft – Kriege, Hunger, Luftverschmutzung, Leid, Elend. Ein großer Ball aus Schmerz, Hoffnungs-, Hilfs- und Sinnlosigkeit, der in mir wächst.

Diese Phasen, diese Löcher, diese Krisen dauern manchmal nur Stunden, manchmal aber auch Tage oder Wochen an. Was mir helfen oder mich sogar herausholen kann, sind dann meistens Termine oder Verpflichtungen, die ich einhalten muss – Schule, Uni, Arbeit, Arzt oder Ähnliches. Es braucht einen Grund außerhalb meines dunklen Inneren, der mich antreibt weiterzumachen.

Mit das Gefährlichste sind daher für mich leere Tage ohne einen solchen äußeren Grund. Dann legt mich auch heute noch die Depression schnell lahm, setzt mich außer Gefecht. Daher habe ich mir angewöhnt, jeden Abend den nächsten Tag zu planen. Habe Routinen und Strategien entwickelt, damit ich morgens aus dem Bett komme.

Und auch im größeren Rahmen setze ich mir Ziele, suche mir Gründe weiterzumachen. Womit wir bei einem Thema sind, dass zwar keine eigene Diagnose, aber doch enorm wichtig ist, besonders da wir gerade bei den Depressionen sind: Selbstmord.

Suizid

In Deutschland nehmen sich jährlich rund 10 000 Menschen das Leben. Diese Zahl ist seit Jahren stabil. 10 000 Suizide pro Jahr, das bedeutet, dass alle 53 Minuten ein Mensch in Deutschland seinem Leben selber ein Ende setzt. Laut WHO kommen auf jeden »erfolgreichen« Suizid etwa fünf »fehlgeschlagene« Versuche. Was bedeutet, dass statistisch gesehen in Deutschland alle fünf Minuten ein Selbstmordversuch unternommen wird.

Suizid fordert mehr Menschenleben als Verkehrsunfälle, Drogen und Aids zusammen. Bei Menschen bis 25 Jahren ist Selbstmord die zweithäufigste Todesursache. Laut der *Deutschen Gesellschaft für Psychiatrie und Psychotherapie, Psychosomatik und Nervenheilkunde e.V. (DGPPN)* stehen 90 Prozent aller Suizide in Zusammenhang mit psychischen Erkrankungen. Vor allem unbehandelt führen viele dieser Krankheiten früher oder später zum Suizid.

Dass in den Statistiken mehr Männer als Frauen auftauchen, liegt nicht daran, dass Frauen weniger häufig Selbstmord begehen. Sondern daran, dass Männer sich tendenziell für drastischere – und damit leider erfolgreichere – Methoden entscheiden als Frauen.

Meine Erfahrung mit dem Thema Suizid

Das Thema begleitet mich seit den Anfängen meiner Krankheit, seit meinem Jugendalter. Über lange Zeiträume hinweg hat die Vorstellung von Selbstmord sehr viel Platz in meinen Gedanken und in meinem Alltag eingenommen. Dass ich trotzdem keinen

Versuch unternommen habe, liegt wieder hauptsächlich an meiner Angst, jemand könne mitbekommen, wie schlecht es mir geht, besonders meine Mutter. Nun lässt sich ein Suizid eher schlecht vor der Umwelt verheimlichen, und so bin ich heute dankbar, dass ich diesen »Schutzmechanismus« hatte.

Nach meinem Coming-out, als alle Bescheid wussten, wurden die Gedanken, meinem Leben ein Ende zu setzen, wieder häufiger und größer. Nun gab es ja schließlich einen Grund dafür. Meine Mutter war inzwischen nicht mehr so auf mich angewiesen – ich fühlte mich nicht mehr so verpflichtet, sie emotional zu stützen. Also konnte Suizid wieder eine Option werden. Eine Option, die mir in gewisser Weise auch Sicherheit gab. Zu wissen, dass es da diesen »Notausgang«, diese Notlösung, gab, war in manchen Zeiten äußerst beruhigend.

Es war im Frühjahr 2017, als ich schon seit Jahren in Behandlung war, dass ich mich wegen akuter Suizidalität selbst in die Klinik eingewiesen habe. Mit der Hilfe eines Freundes, den ich gerade noch rechtzeitig, wohl in einem letzten klaren Moment, verständigt habe, saß ich wenig später in der Notaufnahme der Psychiatrie. Ich hatte in meinem Kopf eine Grenze überschritten, über die ich bis dahin noch nie hinausgegangen war. Das heißt: Die Gedanken über das Wie, Wo und Wann wurden so konkret, dass nicht mehr viel fehlte, es in die Tat umzusetzen. Ich glaube, es war eine Art Überlebensinstinkt, der mich daraufhin den Freund anrufen ließ. Der Moment dauerte nicht lang und wäre wohl schnell wieder verstrichen gewesen. Aber Gott sei Dank war er da.

Heute sehe ich, dass mit ein Grund für diese Krise war, dass es kein größeres Ziel, keinen Grund mehr gab weiterzumachen. Gerade erst war ich meinen ersten Marathon in Hamburg gelaufen, auf den ich monatelang hintrainiert, mich darauf gefreut hatte. Wenige Tage später hielt ich in Brüssel einen meiner ersten

Mental-Health-Vorträge, auf Englisch, vor internationalem Fachpublikum. Ein Highlight, auf das ich mich auch lange vorbereitet hatte. Und dann? Dann waren diese beiden Dinge plötzlich vorbei. Weg. Passiert. Kein Ziel mehr in Sicht. Kein Grund mehr durchzuhalten.

Schon früher hatte ich gemerkt, wie sehr mir diese äußeren Gründe vor allem in suizidalen Krisen halfen. Wenn die Gedanken daran einmal wieder sehr groß wurden, viel Platz einnahmen, dann musste ich mir etwas suchen, für das es sich lohnte. Als großer Benedict-Cumberbatch-Fan konnte ich doch nicht sterben, bevor ich die nächste Sherlock-Staffel gesehen hatte? So lange musste, so lange konnte ich noch durchhalten. Wenn ich dann immer noch sterben wollte, konnten wir ja nochmal darüber reden. Aber so lange würde ich weitermachen. Für andere war es nur eine Fernsehserie, als am 1. Januar 2017 die neue Staffel startete. Für mich war es ein Sieg. Ein Sieg des Lebens über den Tod. Ein großer Moment – ich hatte es geschafft.

Als ich das einmal verstanden hatte, suchte ich mir immer wieder neue Punkte, Ereignisse, Dinge in mittelferner Zukunft. Nicht zu nah, damit sie nicht zu schnell vorbei waren. Aber auch nicht zu weit entfernt, damit sie noch greifbar waren. Der neue Marvel-Film, der nächste Marathon, der nächste Vortrag. Auch heute noch habe ich stets mehrere solcher Ziele, auch wenn die Krisen – seit ich Medikamente nehme, womit ich erst nach der Einweisung anfing – seltener werden und das Thema Suizid in immer weitere Ferne rückt. Ich will auf Nummer sicher gehen.

Warum begeht jemand Suizid?

An dieser Stelle kann ich wieder nur für mich sprechen: Warum war Suizid so lange eine derart präsente Option für mich?

Viele Leute denken, dass Menschen, die Selbstmord begehen, egoistisch seien. Dass sie nicht an ihre Angehörigen und Freunde denken würden, dass ihnen der Lokführer egal sei und so weiter. Dazu kann ich nur sagen: Seinem Leben ein Ende zu setzen, hat nichts mit Egoismus zu tun. Es hat auch nichts damit zu tun, dass ich nicht mehr leben wollte – sondern, dass ich *so* nicht mehr leben wollte. Nicht mehr ständig kämpfen, scheitern, mich wehren müssen.

Das Leben kann extrem anstrengend werden, wenn dein größter Feind in deinem eigenen Kopf sitzt. Diesem Teufelskreis zu entkommen, einfach frei sein, nicht mehr kämpfen müssen, danach empfand ich eine enorme Sehnsucht. Und da Alkohol und SVV immer nur kurzfristig halfen, war der Suizid als Option, diesen Kampf für immer hinter mir zu lassen, äußerst attraktiv.

Und die Depression schafft es, mich mit ihrem Dauerfeuer davon zu überzeugen, dass wirklich jeder Mensch in meinem Umfeld besser dran wäre, wenn es mich nicht mehr gäbe. Klar, vielleicht wären ein paar Menschen kurz traurig, aber auf Dauer würden sie erkennen, dass es ihnen so viel besser geht. Wenn sie sich endlich nicht mehr um mich kümmern, sich um mich sorgen, sich mit mir abgeben müssen.

Wenn es mir gerade gut geht, wirken diese Gedanken auch auf mich absurd. Wenn es aber der Depression gut geht, dann dreht sie diese Dinge so lange und so oft in meinem Kopf im Kreis, bis ich anfange, es selbst zu glauben.

Wie damit umgehen?

Nun, zum Thema Umgang gibt es ein eignes Kapitel, aber an dieser Stelle trotzdem schon einmal kurz ein paar Hinweise und **Mythen** zum Thema Suizid:

* Menschen, die über Suizid reden, wollen nur Aufmerksamkeit bekommen.

* Selbstmord geschieht aus heiterem Himmel, und es gibt fast keine Möglichkeit, ihn kommen zu sehen.
* Nur Menschen mit einer bestimmten Rasse/Geschlecht/Alter oder einem bestimmten finanziellen Status werden durch Selbstmord sterben.
* Man kann niemandem helfen, der suizidgefährdet ist.
* Du solltest jemanden nicht fragen, ob er selbstmordgefährdet ist, es wird ihm nur die Idee in den Kopf setzen.
* Leute, die Selbstmord überlebt haben, werden es nicht noch einmal versuchen.
* Jemand, der aufhört, depressiv zu handeln, und plötzlich glücklicher erscheint, ist außer Gefahr.

Niemals kämen wir auf die Idee, einem Menschen, der an Krebs stirbt, die Schuld für seinen eigenen Tod zu geben, selbst dann nicht, wenn er mit seiner ungesunden Lebensweise vielleicht wirklich dazu beigetragen hat. Dagegen scheint es beim Selbstmord geradezu selbstverständlich zu sein, dass man dem Betroffenen zumindest einen Teil der Schuld gibt. »Wie konnte er nur?«, »Ist dem denn egal, wie es seiner Familie damit geht?», »Er hätte sich wirklich ein wenig mehr anstrengen können.« Haben Sie einen dieser Sätze schon mal über eine Person gesagt, die an Krebs gestorben ist? Auch die Depression und andere psychische Krankheiten sind Krankheiten, die viele Menschen ihr Leben kostet. Weil die Krankheit eben stärker war als der Körper, der Kopf, der Wille. Genau wie Tumore.

Diese Haltung trifft die Betroffenen selbst in den Fällen, in denen noch rechtzeitig Hilfe kam. Und in jedem Fall trifft sie die Angehörigen. Die zu der Tatsache, dass sie gerade einen Menschen verloren haben, nun noch mit den eigenen Schuldgefühlen, den Vorwürfen, den Gerüchten, der Ausgrenzung, der Scham, dem Stigma kämpfen müssen.

Psychische Krankheiten als solche anzuerkennen, nämlich Krankheiten, ist der erste Schritt in eine richtige Richtung hin zu einem besseren Umgang. Kein Mensch entscheidet sich für eine Depression, eine Essstörung, eine Schizophrenie, eine Abhängigkeit. Kein Mensch begeht freiwillig Suizid. Es ist der letzte Versuch, wieder Kontrolle zu übernehmen. Über ein Leben, welches eine Krankheit zur Hölle gemacht hat.

Suizide sind zu 100 Prozent verhinderbar. Indem wir unseren Umgang mit psychischen Krankheiten ändern. Indem wir öfter und genauer hinschauen. Indem wir Stigma, Hilflosigkeit, Wissenslücken, Unsicherheiten abbauen. Indem wir reden. Und zuhören.

Familie Depression

Depression ist nicht gleich Depression. Nicht nur erlebt jeder Betroffene sie anders, sonders es gibt schlicht auch viele verschiedene Formen, Ausprägungen und Krankheitsbilder. Alle depressiven Erkrankungen zählen zu den sogenannten **Affektiven Störungen.** Affekt heißt so viel wie *Gefühl*. Hier stimmt also etwas mit den Emotionen nicht. Wikipedia spricht in diesem Zusammenhang vom »gemeinsamen verbindenden Merkmal einer klinisch bedeutsamen Veränderung der Stimmungslage«.

Über die Depression wird mehr geschrieben und berichtet als über die meisten anderen psychischen Krankheiten. Das liegt wohl nicht nur daran, dass sie eine der häufigsten Erkrankungen darstellt. Zudem ist sie in den letzten Jahren viel und gut untersucht worden, lässt sich verhältnismäßig gut behandeln, und Suizid kann eine Folge sein. Dank der Arbeit von vielen Verbänden und Organisationen wie der Stiftung Deutsche Depressionshilfe hat die Depression als eine der wenigen psychischen Erkrankungen inzwischen sogar fast so etwas wie eine Lobby. Dank jahrelanger Arbeit, Kampagnen und

Veranstaltungen weiß die Bevölkerung heute besser darüber Bescheid als früher.

Dass dies noch lange nicht genug ist, zeigt eine Umfrage der genannten Stiftung, die 2017 für Aufsehen gesorgt hat: Von den über 2000 Befragten dachte doch tatsächlich fast jeder Fünfte, dass es bei Depressionen helfe, »Schokolade zu essen« oder »sich zusammenzureißen«. Auch was Ursachen und medikamentöse Behandlung angeht, gibt es einigen Aufklärungsbedarf.

Häufigkeit

Das sind Wissenslücken, die mich immer wieder aufs Neue überraschen. Denn immerhin wird über die Hälfte von uns es irgendwann in unserem Leben mit der Depression zu tun bekommen. Jeder Vierte von uns direkt, über zwei Drittel von uns indirekt.

Zu jedem Zeitpunkt des Jahres sind circa fünf Millionen Menschen in Deutschland von einer Depression betroffen. Das ist so viel wie Hamburg und Berlin zusammen. Anders als wir Menschen diskriminiert die Krankheit niemanden, Alter, Hautfarbe, Religion, Herkunft, Bildung, Beruf, Gehalt, Familienstand – das alles ist ihr egal. Sie kann jeden treffen, ob Manager oder Hausfrau, ob einen reichen Rentner oder einen Jugendlichen aus dem Problembezirk.

Diese Zahlen und auch das Wissen, dass die »Chancen« einer Erkrankung steigen, wenn noch andere Krankheitsbilder vorliegen, kann Angst machen. Das ist aber keineswegs mein Ziel oder mein Empfinden. Ich sehe es eher als Möglichkeit. Denn wenn wir schon wissen, dass die Wahrscheinlichkeit, mit diesen Themen konfrontiert so werden, so hoch ist, dann können wir uns doch darauf vorbereiten! Wir können lernen, was wir selbst präventiv machen können, wie wir mit einem betroffenen Angehörigen umgehen, und wir können uns über Beratungs- und Behandlungsmöglichkeiten informieren.

Erste Hilfe für die Psyche

In einigen Ländern gibt es bereits Kurse für **Mental Health First Aid.** So wie bei den »normalen« Erste-Hilfe-Kursen lernt man, wie man mit jemandem im Umfeld umgeht, der in eine psychische Krise gerät. Man erlernt Verhaltensweisen, bekommt Tipps und Hinweise, und es wird geübt. Diese Kurse in absehbarer Zeit auch in Deutschland anzubieten, ist ein weiterer Traum von mir.

Kriterien

Besonders für Angehörige, aber auch für die Betroffenen selbst ist es mitunter enorm schwer, eine Depression zu erkennen. Ist es vielleicht nur eine »normale« Reaktion auf die Lebensumstände? Ist man selbst oder der andere vielleicht einfach nur faul? Dass Faulheit bei Erkrankten keineswegs die Ursache ist und wie es sich anfühlt, wenn die Depression einen niederdrückt und festhält, dazu werde ich gleich noch kommen.

Eine Depression prägt sich bei jedem Menschen anders aus, das Internet ist voll von Definitionen. Bei all den individuellen Unterschieden gibt es aber doch Gemeinsamkeiten und Überschneidungen. Daher nun der Blick auf die »offiziellen« diagnostischen Kriterien. Im ICD-10 werden die Symptome in Haupt- und Nebensymptome unterteilt.

Die drei Hauptsymptome sind:

1. **Depressive, gedrückte Stimmung** – Niedergeschlagenheit, Hoffnungslosigkeit, Verzweiflung, aber auch Gefühllosigkeit.
2. **Interessenverlust und Freudlosigkeit** – Dinge, die früher einmal Spaß gemacht haben, werden vernachlässigt (Hobbys,

Freunde, Familie). Diese Unfähigkeit, Freude oder Lust zu empfinden, wird auch als Anhedonie bezeichnet.

3. **Antriebsmangel beziehungsweise erhöhte Ermüdbarkeit** – selbst alltägliche Dinge wie Einkaufen oder Duschen werden als enorme Anstrengung empfunden, es kostet schier endlose Mühe, sich aufzuraffen.

Zusatzsymptome laut ICD-10 sind:

1. **Verminderte Konzentration und Aufmerksamkeit** – viele Betroffene berichten, dass Dinge wie Lesen schier unmöglich werden; das Denkvermögen ist eingeschränkt, Denkhemmungen führen zu wiederkehrenden Grübelschleifen; auch kleinste Entscheidungen können überfordern und werden vermieden.
2. **Vermindertes Selbstwertgefühl und Selbstvertrauen** – auch bei Menschen, die normalerweise ein stabiles Selbstwertgefühl haben; war man bisher überzeugt, etwas gut zu können (Beruf, soziale Kontakte, Freizeit, Haushalt), geht diese bisher selbstverständliche Gewissheit verloren.
3. **Gefühle von Schuld und Wertlosigkeit** – die Erklärung für alles Schlechte, alles Übel der Welt wird bei sich selbst gesucht; Betroffene haben das Gefühl, Fürsorge nicht verdient zu haben.
4. **Negative und pessimistische Zukunftsperspektiven** – Zukunftserwartungen sind übertrieben negativ und pessimistisch; man ist überzeugt, dass es keinen Ausweg gibt und es für immer so schlimm bleiben wird.
5. **Suizidgedanken oder Suizidhandlungen** – häufig wird der eigene Tod als die einzige »Lösungsmöglichkeit«, der einzige Ausweg aus der aussichtslosen Situation gesehen; neben den Gedanken und konkreten Planungen kann auch der Wunsch bestehen, von einer unheilbaren Krankheit oder einem Unfall »erlöst« zu werden.

6. **Schlafstörungen** – in Form von Einschlaf- und Durchschlafstörungen oder frühem Erwachen.
7. **Verminderter Appetit** – Essen wird als anstrengend, überflüssig empfunden, macht keinen Spaß mehr und muss regelrecht erzwungen werden; Gewichtsverlust kann die Folge sein.

Um eine Diagnose zu stellen, müssen für mindestens zwei Wochen mindestens zwei Hauptsymptome und zwei Nebensymptome vorliegen.

Nahezu jeder Mensch erlebt Phasen in seinem Leben, in denen die Stimmung gedrückt und der Selbstwert im Keller ist, in denen die Zukunft Angst macht. Es ist »normal«, nichts zu essen und traurig zu sein, wenn man gerade eine Trennung hinter sich hat; es ist »normal«, nicht mehr schlafen zu können oder sich schuldig zu fühlen, wenn ein Angehöriger verstorben ist; es ist »normal«, schlecht drauf zu sein und negativ in die Zukunft zu blicken, wenn es im Job gerade kriselt. All das sind verständliche, sogar vernünftige Reaktionen auf Ereignisse.

Es kann richtig und wichtig sein, sich für eine Weile zurückzuziehen, zur Ruhe zu kommen, sich auf sich selbst zu konzentrieren. Es kann sinnvoll sein, sich über das Leben und die Zukunft Gedanken zu machen, um gute Entscheidungen treffen zu können.

Die Grenzen zur Krankheit sind fließend, die genannten Kriterien sind aber ein ziemlich guter Anhaltspunkt, um zu erkennen, ob die gezeigten Reaktionen sich noch im normalen Rahmen bewegen oder ob vielleicht schon eine Depression vorliegt. Sowohl in der Behandlung als auch in der Forschung gibt es mittlerweile mehrere Messinstrumente, die sich als geeignet erwiesen haben, um die Art und Schwere einer Depression zu erfassen. Dazu gehören das **Beck-Depressions-Inventar** (BDI), die **Hamilton-Depressionsskala** (HAMD) und das **Inventar de-**

pressiver Symptome (IDS). Manche dieser Test sind ebenso online verfügbar wie diverse andere (Selbst)Tests. An dieser Stelle der eindeutige Hinweis beziehungsweise die Warnung, dass diese nur in Verbindung mit der Konsultation eines Profis verlässliche Ergebnisse zeigen. Solche Tests *können* dazu dienen, erste Anhaltspunkte zu erhalten oder eine Vermutung zu stärken, ersetzen aber niemals die Diagnose durch einen Fachmann.

Formen und Verwandte der Depression

Schweregrad

Je nach Anzahl und Ausprägung der Symptome wird zwischen **leichter, mittelgradiger** und **schwerer Depression** unterschieden. Entsprechend können sich auch die Behandlungen etwas unterscheiden. Eine Gesprächstherapie ist nahezu in allen Fällen sinnvoll. Bei den milderen Varianten können schon Dinge wie Online-Therapien, Apps oder Sport zu einer Besserung führen. Liegt jedoch eine schwere Depression vor, kann es sein, dass im ersten Schritt Medikamente eine gute Lösung sind, um den Patienten so weit zu stabilisieren, dass eine Gesprächstherapie überhaupt begonnen werden kann.

Dauer

Wie lange eine Depression dauert, ist ebenfalls sehr individuell. Von wenigen Wochen bis zu mehreren Jahren ist alles möglich. Es gibt Betroffene, die nur einmal in ihrem Leben eine depressive Episode erleben, dies nennt man **unipolar.** Kommt die Depression aber immer wieder zurück und ist man zwischen den einzelnen Episoden **symptomfrei,** so handelt es sich um eine **rezidivierende** Depression. Liegt dieser Fall schon eine längere Zeit vor, so spricht man auch von einer **chronischen** Depression – was aber auch nicht heißt, dass die Betroffenen

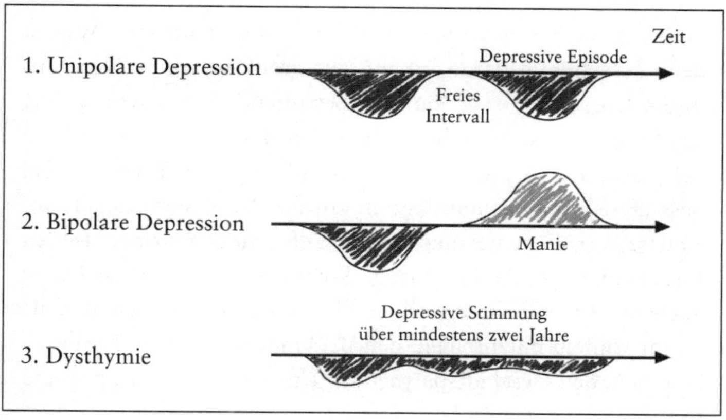

immer »schlecht drauf« sind. Gute und schlechte Phasen wechseln sich ab.

Laut Statistik dauert eine behandelte depressive Episode im Schnitt 16 Wochen.

Ein besonderer Fall der Depression ist die **Dysthymie.** Betroffene leiden dauerhaft über Jahre an einer milden Depression – ohne die guten Phasen dazwischen. Die Stimmung ist immer leicht depressiv, erreicht aber selten stärkere Ausprägungen.

Bipolare Depression

Bei der **Bipolaren Depression** (oder **Bipolaren Störung**) wechseln sich depressive und manische Phasen ab. Der früher geläufigere Begriff **manisch-depressiv** ist heute veraltet und wird nur noch selten benutzt.

Eine **Manie** ist quasi das Gegenteil von Depression. Die Betroffenen »leiden« unter einer extrem guten Stimmung. Ein starker Tatendrang, Rastlosigkeit und ein fehlendes Schlafbedürfnis sind genauso möglich wie Größenwahn oder ein übertriebener Optimismus.

Im ersten Moment mag man sich vielleicht fragen: »Was ist denn so schlimm daran, richtig gut drauf zu sein?« Nun, aus ihrem Übermut heraus handeln Betroffene auch unvernünftig, gefährden sich selbst oder andere. Ein Bekannter von mir war beispielsweise so überzeugt davon, die Welt retten zu müssen, dass er sich ohne Schutz mitten auf die Autobahn gestellt hat. Andere Betroffene nehmen Kredite auf, gründen Firmen, treffen Entscheidungen, die langfristige Folgen haben – welcher Natur auch immer. Mit ihrer starken Überzeugungskraft schaffen sie es, ihr Umfeld mitzureißen, den Bankmitarbeiter zum Kredit zu bewegen, den Geschäftspartner zur Unterschrift zu bringen und so weiter.

Lässt die Manie dann aber nach, fehlen plötzlich Antrieb, Überzeugung und Optimismus, so sehen sich Betroffene häufig vor einem Scherbenhaufen sitzen. Vielleicht sind sie für fünf Betriebe verantwortlich, von dem sie eigentlich keinen einzigen vernünftig leiten können. Müssen Ämter, Behörden, Betriebe davon überzeugen, Vorgänge rückgängig zu machen. Das klingt dann schon gar nicht mehr so schön.

Der Wechsel von Manie und Depression kann nach wenigen oder mehreren Wochen stattfinden. Oder der Betroffene ist für eine Zeit lang symptomfrei, bevor die nächste manische oder depressive Episode einsetzt. Man spricht von einem **phasischen Krankheitsverlauf.**

Ist die Manie nicht ganz so ausgeprägt, die Stimmung zwar gut und der Selbstwert, der Antrieb und die Motivation zwar gesteigert, aber noch nicht übertrieben groß, so spricht man von einer **Hypomanie,** die sozusagen die kleine Schwester der Manie darstellt.

Für die Diagnosestellung ist entscheidend, wie lang, wie häufig und wie stark ausgeprägt die einzelnen Episoden sind.

Borderline & bipolar

Immer wieder werden **Borderline** und **bipolar** verwechselt oder durcheinandergebracht. Und ja, es gibt gewisse Gemeinsamkeiten – unter anderem natürlich die Schwankungen von Stimmung und Laune. Der entscheidendste Unterschied ist aber wohl, dass sich diese bei Borderline auch innerhalb von Sekunden, Minuten oder Stunden ändern. Mehrmals am Tag durchleben die Betroffenen das gesamte Spektrum der Emotionen. Bei Menschen mit bipolarer Störung halten die einzelnen Phasen länger an, können nicht nur über Tage und Wochen, sondern sogar über Monate hin stabil sein, bevor eine neue Episode beginnt.

Postpartale Stimmungskrisen

Steht eine Depression in Verbindung mit der Geburt eines Kindes, so spricht man von einer **postpartalen Stimmungskrise.** Umgangssprachlich ist eher von der Wochenbettdepression die Rede. Entgegen der landläufigen Meinung sind von dieser Erkrankung nicht nur Mütter, sondern auch Väter betroffen.

Auch hier gibt es verschiedene Ausprägungen, beginnend mit dem **postpartalen Stimmungstief,** der im Volksmund gern »Babyblues« genannt wird. Hierbei handelt es sich um die mildeste Form. Etwa 70 Prozent aller Wöchnerinnen sind davon betroffen. Meist ist die Erkrankung von so kurzer Dauer und so leichter Ausprägung, dass keine Behandlung nötig ist.

Ausgeprägter sind die Symptome bei der **postpartalen** oder auch **postnatalen Depression.** Sie kann bis zu zwei Jahre nach der Geburt auftreten und trifft etwa 10 bis 20 Prozent der Mütter und vier Prozent der Väter.

Mögliche Anzeichen reichen von Schuldgefühlen, Energiemangel, ambivalenten Gefühlen dem Kind gegenüber, Traurigkeit und Teilnahmslosigkeit über körperliche Symptome wie Zittern, Schwindel und Kopfschmerzen bis hin zu Ängsten, Panikattacken und sogar Tötungsgedanken – auf sich, das Kind oder andere Angehörige bezogen.

In der schwersten Form der Erkrankung, der **postportalen Psychose,** bekommt die Krankheit auch wahnhafte Züge. Die Betroffenen hören Stimmen oder sehen Dinge, die nicht real sind. Sie tritt meist innerhalb der ersten zwei Wochen nach der Geburt auf und kommt sehr selten vor, nur etwa ein bis drei Prozent der Mütter sind betroffen. Rechtzeitig erkannt ist sie gut behandelbar.

Burnout

Der Burnout darf natürlich nicht fehlen, wenn wir beim Thema Depression sind. Um gleich zu Beginn klarzustellen: Burnout taucht weder im ICD noch im DSM als psychische Erkrankung auf. Es kann als Bemerkung hinzugefügt werden und stellt somit keine Behandlungs-, sondern eine **Rahmen- oder Zusatzdiagnose** dar.

Im ICD-10 wird es den *Faktoren, die den Gesundheitszustand beeinflussen und zur Inanspruchnahme des Gesundheitswesens führen* (Z00-Z99) zugeordnet. Im Abschnitt Z73 beispielsweise sind *Probleme mit Bezug auf Schwierigkeiten bei der Lebensbewältigung* genannt. Burnout wird häufig unter Nennung dieser Kategorie als *Ausgebranntsein und Zustand der totalen Erschöpfung* diagnostiziert. Fachleute sprechen auch häufig von einer **Erschöpfungsdepression** – aber Burnout klingt natürlich schicker.

Ich sehe die Entwicklungen und Diskussionen über den Burnout eher kritisch. Zwar wird seit dem Aufkommen des Begriffs vermehrt über alltägliche Belastungen, Stress, krankmachende Arbeitsbedingungen geredet und geschrieben – was gut ist. Doch hat die Diskussion die Stigmatisierung von psychisch kranken Menschen – insbesondere Menschen mit Depression – noch verstärkt. Frei nach dem Motto: »Jemand mit Burnout hat so hart gearbeitet, dass er über seine Grenzen gegangen ist. Toll! Stark! Geradezu bewundernswert!« Dagegen heißt es bei Depression: »Jemand mit Depressionen ist schwach, selbst schuld und muss sich nur mehr anstrengen.« Die Ursache für einen Burnout wird also eher in den Umständen, die für eine Depression eher im Erkrankten gesucht und gefunden.

Da haben wir wieder den Punkt, dass psychische Erkrankungen so schwer greifbar sind für alle, die sie noch nicht selbst erlebt haben. Stress, Aufopferung, Überarbeitung – das kennen wir alle in der einen oder anderen Form. Wir denken also, dass wir nachvollziehen können, wie sich ein Burnout anfühlt. Aber eine Depression? »Der ist doch einfach nur faul.« Burnout ist salonfähig. Depression soll doch aber bitte draußen bleiben.

Bitte verstehen Sie mich nicht falsch: Ich möchte nicht sagen, dass Menschen mit Burnout gesund sind oder es kein ernstzunehmendes Problem ist – denn das ist es. Die Menschen leiden, und wenn nichts unternommen wird, kann auch ein Burnout zum Suizid führen. Mir geht es um den Umgang unserer Gesellschaft mit dieser Diagnose, um den leichtfertigen Gebrauch und die übertrieben »positive« Darstellung des Krankheitsbildes. Ich bin mir sicher, hätten mehr psychische Erkrankungen so einen schicken Namen, so einen »guten« Ruf, dann wäre es bald nicht mehr länger nur der Burnout, mit dem man gerne in Verbindung gebracht wird.

Was es sonst noch gibt

Das waren sie also, *meine* Diagnosen. Dass es da draußen und in unseren Köpfen aber noch viel mehr davon gibt, das werden wir nun sehen. Ein Streifzug durch die Welt der Diagnosen – auch hier erhebe ich keinen Anspruch auf Vollständigkeit, es handelt sich lediglich um eine mehr oder wenige subjektive Darstellung psychischer Krankheiten, die mir und Ihnen immer wieder unterkommen können.

Essstörungen

Eine Essstörung ist eine *Verhaltensstörung, bei der die ständige gedankliche und emotionale Beschäftigung mit dem Thema »Essen« eine zentrale Rolle spielt.* Auch hier gibt es mehr Krankheitsbilder, als den meisten wohl bewusst ist. Am bekanntesten sind die **Magersucht** *(Anorexia nervosa),* die **Ess-Brech-Sucht** oder **Bulimie** *(Bulimia nervosa)* und die **Binge-Eating-Störung** (BES). Auch innerhalb dieser Diagnosen gibt es verschiedene Formen und Ausprägungen.

Typisch für die Magersucht ist ein absichtlich, selbst herbeigeführter Gewichtsverlust. Häufig wird eine verringerte Kalorienaufnahme mit einem gesteigerten Kalorienverbrauch kombiniert. Also: wenig essen, viel Sport beispielsweise. Betroffene leiden unter einer verzerrten Wahrnehmung des eigenen Körpers, hier spricht man auch von **Körperschemastörung.** Folgen der Krankheit sind neben Untergewicht auch Muskelschwund, Nährstoffmangel, Osteoporose, Unfruchtbarkeit und langfristig auch Tod durch Verhungern.

Die Anorexie gehört mit einer Sterblichkeitsrate von 15 bis 20 Prozent zu den tödlichsten psychischen Krankheiten. Auch die Heilungschancen sehen deutlich schlechter aus als beispielsweise bei Depressionen. Dennoch mangelt es auch hier an

Bewusstsein in der Öffentlichkeit. Eine Freundin von mir, die seit Jahren mit Magersucht kämpft, bekommt mit einem deutlich zu niedrigen BMI von 17 auf der Straße oder beim Friseur Komplimente für ihre »tolle Figur«. Nicht nur an der Wahrnehmung der Betroffenen selbst ist also scheinbar irgendetwas falsch, sondern auch an der gesellschaftlichen Wahrnehmung.

Bei der Ess-Brech-Sucht nehmen die Betroffenen zuerst eine große Menge Essen zu sich, um dieses kurz darauf wieder zu erbrechen. Sie haben Angst zuzunehmen, sind in den meisten Fällen aber normalgewichtig. Neben Erbrechen können auch Abführmittel, exzessiver Sport oder Einläufe dazu genutzt werden, die zuvor zugeführten Kalorien wieder loszuwerden. Folgen der Bulimie können Entzündungen und Erkrankungen der Speiseröhre, Schäden an den Zähnen sowie Mangelerscheinungen sein.

Auch beim BES kommt es zu sogenannten *Essattacken*, bei denen in sehr kurzer Zeit eine ungewöhnlich große Menge an Nahrungsmitteln aufgenommen wird. Im Gegensatz zur Bulimie werden die überschüssigen Kalorien aber nicht wieder ausgeschieden oder abgebaut, so dass es in der Folge häufig zu einer Gewichtszunahme kommt.

Experten verzeichnen einen generellen Anstieg der Essstörungen. Ob hinter der zunehmenden Fettleibigkeit von Menschen (**Adipositas**) eine psychische Erkrankung steckt oder ob eher gesellschaftliche Veränderungen, das Überangebot an Nahrung und der zunehmende Mangel an Bewegung die Ursachen sind, möchte ich hier nicht diskutieren. Ebenso wenig die Frage, ob die Medien und die Modeindustrie allein die Schuld daran tragen, dass Magersucht immer mehr und immer jüngere Menschen trifft. Im vorherigen Kapitel haben wir schon gesehen, dass es nicht immer so einfach ist, die Schuldigen zu bestimmen, dass die Zusammenhänge und Umstände komplizierter sind, als wir es gern hätten.

Laut der Bundeszentrale für gesundheitliche Aufklärung (BZgA) kämpfen von 1000 Deutschen 30 bis 50 mit einer Essstörung. Immerhin ein Viertel davon (0,5 Prozent) sind Männer – Essstörungen sind schon lange keine reine »Frauenkrankheit« mehr. Etwa jedes fünfte Kind beziehungsweise jeder fünfte Jugendliche zwischen 11 und 17 Jahren zeigt Anzeichen einer Essstörung.

Angststörungen

Wenn auch Angst Teil fast jeder psychischen Erkrankung – und generell eines »normalen« Lebens – ist, so gibt es dennoch Störungen, bei denen die Angst sozusagen die Hauptrolle spielt. Wirft man einen Blick zurück in die Evolution, so ist Angst ein wichtiger, geradezu essenzieller Mechanismus, der uns Menschen lange das Überleben gesichert hat. Angst warnt uns, lässt uns vorsichtig sein. Auch heute noch ist es in vielen Situationen sinnvoll, dass wir Angst verspüren. Ob vor einer Situation, einer Aufgabe oder einer Person. Sie sorgt dafür, dass wir hochkonzentriert sind, voll und ganz bei der Sache, und unser Bestes geben.

Taucht die Angst jedoch auch auf, wenn es eigentlich keinen Grund für sie gibt, so spricht man von **pathologischer Angst.** Die Angst ist in der Situation nicht angemessen, passt sozusagen nicht. Dabei bleiben diese Muster über längere Zeit bestehen, die Betroffenen haben keine Möglichkeit zur Erklärung, Ver-

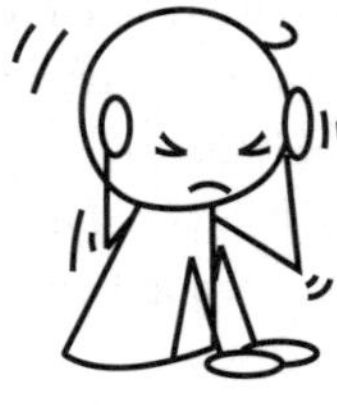

ringerung oder Bewältigung der Angst. Diese Zustände können einen Menschen so sehr beeinträchtigen, dass es ihm nicht mehr möglich ist, Alltag oder Beruf zu bewältigen.

Es gibt verschiedene Formen von Angststörungen, mit am bekanntesten ist wohl die im Volksmund als *Platzangst* bezeichnete Variante. Der Fachmann nennt diese Erkrankung, bei der Angst in Form einer Panikattacke in Verbindung mit einer Situation, die von Enge oder Weite gekennzeichnet ist, **Panikstörung mit Agoraphobie.** Ist die panikartige Angst nicht mit einer speziellen, räumlichen Situation verbunden, tritt sie sozusagen »aus dem Nichts« auf, so spricht man von einer Panikstörung ohne Agoraphobie.

Eine **Panikattacke** kann laut DSM bis zu 13 körperliche Symptome umfassen. Dazu gehören unter anderem Taubheitsgefühle, Übelkeit, Herzrasen, Hyperventilation, Erstickungsgefühle und Zittern. Für die Diagnose einer Panikstörung müssen mindestens vier davon vorliegen.

Eine andere Form der Angststörung ist die **soziale Phobie,** mit der ich selbst schon Bekanntschaft gemacht habe. Typisch dafür ist, dass soziale Situationen als extrem belastend erlebt werden. Die Angst, unfreiwillig im Mittelpunkt zu stehen, unangenehm aufzufallen, nicht gemocht zu werden, ist so stark, dass ein »normales« Verhalten kaum noch möglich ist.

Gibt es einen klaren Auslöser, einen bestimmten Gegenstand oder eine bestimmte Situation, die Angst auslösen, so spricht man von einer **spezifischen Phobie.** Es gibt circa 250 bekannte Formen. Ist die Angst breiter, größer, umfasst sozusagen das gesamte Leben und werden selbst alltägliche Situationen von einer ängstlichen Besorgnis begleitet, so handelt es sich um eine **generalisierte Angststörung.**

Eine besondere Form der Angststörung ist die **Posttraumatische Belastungsstörung** (PTBS). Sie tritt in Verbindung mit einem extremen, außergewöhnlichen und existenziellen Erlebnis auf. Dabei muss es nicht die eigene Existenz, das eigene Leben sein, die in Gefahr sind. Auch das Beobachten einer solchen Situation, in seltenen Fällen sogar die bloße Erzählung, kann eine PTBS zur Folge haben.

Zwangsstörungen gehören ebenfalls zu den Angsterkrankungen. Betroffene versuchen, ihre Ängste mit ritualisierten Handlungen zu kontrollieren. Da soll beispielsweise durch extreme Hygiene die Familie vor Krebs geschützt werden, das Nachzählen der Besitztümer Sicherheit vermitteln oder das Wiederholen von gewissen Worten Unglück fernhalten. Diese Zwangshandlungen laufen nach bestimmten Regeln oder in ritualisierter Form ab, in manchen Fällen wird das gesamte Umfeld mit einbezogen. Da muss zum Beispiel die Familie umziehen oder jedes Mal, wenn sie nach Hause kommt, in einem speziellen Raum die Kleidung wechseln, damit bestimmte Krankheiten nicht ins Haus kommen. Neben Wasch- und Kontrollzwängen gehören Zwangsgedanken zu den häufigsten Vertretern dieses Störungsbildes.

Im Zusammenhang mit Zwängen und Zwangsstörungen hört man auch in Deutschland immer öfter die englische Bezeichnung **Obsessive Compulsive Disorder** (OCD).

Angststörungen zählen zu den häufigsten psychischen Erkrankungen. Die Schätzungen reichen von 10 bis 20 Prozent der Bevölkerung. In Deutschland sind also ungefähr 12 Millionen Menschen betroffen.

Schizophrenie

Die Schizophrenie ist wohl eine der am meisten mit falschen Vorurteilen und Vorstellungen belasteten psychischen Erkrankungen überhaupt. Daran tragen nicht zuletzt die Medien Schuld, die Schizophrenie und gespaltene Persönlichkeit gerne miteinander vermischen und das Stilmittel des »bösen« Alter Egos gern für dramaturgische Effekte nutzen. Ein Klassiker ist wohl Gollum beziehungsweise Sméagol aus dem *Herrn der Ringe*. In einigen Szenen sieht man, wie die arme Kreatur scheinbar von zwei Persönlichkeiten bewohnt wird, die unterschiedliche Ziele verfolgen. Auch wenn es in der Psychiatrie vereinzelt Fälle gibt, in denen man von multiplen Persönlichkeiten sprechen könnte, so sehen die meisten Fallgeschichten doch deutlich anders aus.

Die Schizophrenie gehört zur Gruppe der **Psychosen.** Sind es bei den *affektiven Störungen* hauptsächlich die Gefühle, die durcheinandergeraten, ist es bei psychotischen Erkrankungen (auch) die Wahrnehmung, die gestört ist. Neben Wahnvorstellungen sind Halluzinationen und Realitätsverlust mögliche Symptome.

Wie bei Depression oder Borderline gibt es kein einzelnes Symptom, welches für die Diagnoseerstellung ausreicht. Vielmehr ist es wieder eine Kombination aus mehreren Symptomen, die ausschlaggebend sind. Im DSM sind dies bei der Schizophrenie Wahn, Halluzinationen, desorganisierte Sprache, grob desorganisiertes oder katatones Verhalten sowie negative Symptome.

Negative Symptome, auch **Negativ- oder Minussymptome** genannt, bedeuten, dass etwas nicht mehr da ist, was vorher da war beziehungsweise bei gesunden Menschen »normal« ist. So kann es sein, dass Betroffene kaum noch sprechen, keine Gefühle mehr empfinden, apathisch sind, keinen Willen mehr besitzen und/oder sich sozial zurückziehen.

Dem sozusagen gegenüber stehen **Positiv- oder Plussymptome,** auch produktive Symptome genannt. Hier gibt es von etwas zu viel. Dazu zählen Wahnvorstellungen, die sich als Verfolgungs-, Größen- oder Beziehungswahn zeigen können. Auch Denken und Sprechen können beeinträchtigt werden, in der Form, dass es zu Gedankensprüngen, Wortneuschöpfungen oder Wiederholungen kommen kann. Eine überempfindliche Wahrnehmung sowie Halluzinationen sind möglich, es werden Dinge gehört, gefühlt, gesehen, geschmeckt oder gerochen, die nicht der Realität entsprechen. Auch unpassende Gefühlsregungen, wie beispielsweise Lachen, obwohl etwas Trauriges gesagt wird, oder Wut in schönen Momenten fallen hierunter.

Ist der Körper an sich ebenfalls betroffen, so spricht man von **psychomotorischen Symptomen.** Dies kann eine stundenlange Starre ebenso beinhalten wie seltsame Körperhaltungen oder ein wildes Rudern oder Wedeln mit den Extremitäten.

Die **Häufigkeit** der Schizophrenie in der Bevölkerung ist mit einem Prozent recht hoch. Das *Robert Koch Institut* schreibt dazu: »In Deutschland werden pro Jahr etwa 19 Neuerkrankungen pro 100 000 Einwohner diagnostiziert; das heißt, bei einer Einwohnerzahl Deutschlands von 82,3 Millionen ist im Jahr mit etwa 15600 neu diagnostizierten Schizophrenie-Erkrankungen zu rechnen.«

Der Anteil der genetischen Prädisposition ist bei Schizophrenie erheblich. Dies bedeutet, wenn ein naher Verwandter erkrankt ist, so steigen die »Chancen« für die nächste Generation, ebenfalls zu erkranken, deutlich an. Da die Aussichten auf einen Therapieerfolg steigen, je früher die Krankheit erkannt wird, kann dies sozusagen Glück im Unglück bedeuten. Wenn schon erste Warnzeichen ernstgenommen werden und rechtzeitig Maßnahmen eingeleitet werden, so bestehen gute Chancen für die Betroffenen (auch mit der Unterstützung von Medikamenten), ein symptomfreies Leben zu führen.

Somatoforme Störungen

Hierbei handelt es sich um Störungen, bei denen die Betroffenen körperliche, also physische Schmerzen oder Beschwerden haben, für die es keine adäquate medizinische Erklärung gibt. Die **Psychosomatik** ist hier das entsprechende Fachgebiet.

Zu dieser Kategorie gehört auch die **Hypochondrie**, von der wohl die meisten schon einmal gehört haben. Betroffene sind davon überzeugt, krank zu sein – auch wenn Ärzte ihnen das Gegenteil versichern. Halten medizinisch nicht erklärbare körperliche Beschwerden über lange Zeiträume an, so kann es sich um eine **Somatisierungsstörung** handeln. Treten sogar Symptome wie Lähmung oder Blindheit auf, für die es ebenfalls keine organische Ursache gibt, spricht man von einer **Konversionsstörung.**

Demenz

Auch die Demenz gehört im ICD-10 zu den *Psychischen und Verhaltensstörungen:* Demenz (F00-F03) ist ein Syndrom als Folge einer meist chronischen oder fortschreitenden Krankheit des Gehirns mit Störung vieler höherer kortikaler Funktionen, einschließlich Gedächtnis, Denken, Orientierung, Auffassung, Rechnen, Lernfähigkeit, Sprache und Urteilsvermögen. Das Bewusstsein ist nicht getrübt. Die kognitiven Beeinträchtigungen werden gewöhnlich von Veränderungen der emotionalen Kontrolle, des Sozialverhaltens oder der Motivation begleitet, gelegentlich treten diese auch eher auf.

Diese Krankheit nicht nur als Alterserscheinung abzutun, ist ebenso wichtig, wie das Umfeld im richtigen Umgang mit Betroffenen zu unterstützen und zu informieren. Besonders da mit einer immer längeren Lebenserwartung die Demenz in der nahen Zukunft wohl immer häufiger auftreten wird.

Es nimmt kein Ende

Einige Beschreibungen von psychischen Erkrankungen klingen zunächst lustig beziehungsweise lächerlich. Ebenso wie es heute immer wieder als »süß« dargestellt wird, wenn jemand zwanghaft seine Stifte gerade vor sich hinlegen muss, oder man sofort von Trauma spricht, wenn man eine schlechte Erfahrung gemacht hat.

Psychische Krankheiten sind zu Begriffen geworden, die ihren Weg in die Alltagssprache gefunden haben. Wie oft wird in den Medien eine Gesellschaft oder eine politische Entscheidung als schizophren bezeichnet? Wie schnell werden Fußballfans depressiv, wenn ihre Mannschaft verloren hat? Wir sind alle verrückt, und der Lehrer ist »voll der Psycho«.

Leider bedeutet die allgegenwärtige Verwendung all dieser Begriffe aber nicht, dass sich für die Betroffenen etwas ändert. Es sind Klischees, Vorurteile, Halbwissen und Unwahrheiten, die damit in Verbindung gebracht werden und die Stigmatisierung auf ihre ganz eigene Art und Weise bestärken. Wäre es denn vielleicht eine Lösung, all die Diagnosen, Krankheitsbilder und Begriffe einfach abzuschaffen?

Gute Diagnosen – böse Diagnosen?

Einige Profis – Therapeuten, Wissenschaftler, Psychiater – fordern tatsächlich, dass in der Psychiatrie nicht mehr mit diesen festen Diagnosen gearbeitet werden soll. Dass jeder Mensch eine ganz individuelle Behandlung bekommen soll, fernab von Schubladen wie diesen.

Den Ansatz verstehe ich – und er ist für mich irgendwie selbstverständlich. Egal, ob seelisch oder körperlich erkrankt, es sollte immer der Mensch zählen, der vor einem steht, mit seinen Beschwerden, Wünschen, Fertigkeiten und Problemen. Wie die Profis sich das Arbeiten ohne Diagnosen genau vorstellen, habe ich noch nicht herausgefunden. Als ich jedoch das erste Mal davon gehört habe, hat sich in mir drin direkt etwas gewehrt.

Denn ich weiß inzwischen, dass nicht nur ich erleichtert war, als ich endlich (m)eine Diagnose, das Kind endlich einen Namen hatte. Ganz abgesehen davon, dass ich quasi nichts über Borderline wusste, war ich froh, einen ersten Ansatzpunkt zu haben.

Von diesem aus konnte es weitergehen, ich wusste jetzt, woran ich war, wie und nach was ich suchen konnte. Viele andere Betroffene berichten von ähnlichen Erfahrungen.

Die Diagnose als Ansatzpunkt kann ich mir nur schwer aus dem System wegdenken. Ebenso klar ist mir, dass genau diese Diagnosen, die einen am Anfang »retten«, auf Dauer auch zum Fluch werden können, einen gefangen und in Beschlag nehmen können. Dass man sich nur noch und zu sehr mit der Krankheit identifiziert. Dass es immer wieder passiert, dass die Erkrankung das Leben, die Persönlichkeit wird. Dass man vom Mädchen mit Essstörung zur Essgestörten wird. Und sich alles nur noch um die Krankheit dreht. Bis es einem irgendwann noch mehr Angst macht, gesund zu werden und die Krankheit loszulassen. Weil sie so sehr mit dem Ich verschmolzen ist, dass es keine Trennung mehr gibt. Weil man nicht mehr weiß, wer man noch ist, wenn die Krankheit nicht mehr wäre.

Genau das passiert, kommt vor und macht die Behandlung natürlich nicht einfacher. Aber ein Großteil der Betroffenen, und so zum Glück auch ich, akzeptiert die Diagnose zwar als Teil des Lebens, der eigenen Person, identifiziert sich aber nicht komplett mit ihr. Ich bin ein Mensch mit Borderline, ich habe Depressionen – aber ich bin weder Borderline, noch die Abhängigkeit, noch die Depression. Sie gehören zu mir – genau wie meine Leidenschaft für die Berge, mein Fernweh, meine Vorliebe für Pizza, Knoblauch und Benedict Cumberbatch.

Ich lasse mich von dem, was »die Gesellschaft« über Borderline denkt, was für einen Ruf Alkoholabhängigkeit hat, welche Vorurteile über Depression herrschen, nicht von irgendetwas abhalten. Dass es *Persönlichkeitsstörung* heißt, ist natürlich nicht der schönste Ausdruck. Aber Krebs finde ich auch nicht sonderlich attraktiv. Das ist eben ein Name, der irgendwann einmal aus diesen und jenen Gründen entstanden ist.

Sich daran aufzureiben, neue Namen oder Begriffe zu finden, ist meiner Meinung nach kontraproduktiv. Denn im Umgang mit dem Thema herrscht sowieso schon so viel Unsicherheit, und diese würde sicher nicht kleiner werden, wenn hier alles über den Haufen geworfen wird.

Auch die Diskussion, ob man Betroffener, psychisch Kranker, Borderliner etc. sagen darf, finde ich mühselig. Was zählt, ist, *wie* ich diese Begriffe benutze. Ich kann abfällig den »richtigen« Ausdruck benutzen oder respektvoll den »falschen«.

Hier gebe ich einen Rat weiter, den ich einmal im Zusammenhang mit der LGBQT-Community (also Lesben, Schwule, Bisexuelle, Queere und Transgender) gehört habe: Besonders bei Menschen, bei denen die Geschlechtszugehörigkeit aus irgendeinem Grund kompliziert ist, soll man sich als Gegenüber einfach danach richten, wie der Betroffene selbst von sich redet. Als *er* oder *sie* oder *Trans* oder was auch immer. Diese Regel finde ich auch für psychische Krankheiten – oder generell für viele Merkmale – ziemlich sinnvoll. Denn dass sich alle 20 Millionen Menschen in Deutschland darauf einigen, wie sie gern bezeichnet werden wollen, das halte ich leider für eher unwahrscheinlich.

Ich zum Beispiel mag den Begriff »Alkoholikerin« überhaupt nicht. Denn dieser ist so extrem negativ belastet und mit Stereotypen und Vorurteilen behaftet, dass ich mich generell davon fernhalte. Man darf mich gern als alkoholabhängig oder alkoholkrank bezeichnen, denn das bin ich. Wir sagen aber auch nicht Nikotiniker, Cannabiker, Heroiniker – das Wort an sich könnte man also schon einmal in Frage stellen. Genauso wenig mag ich den Begriff »trocken« – auch hier weiche ich gerne auf die englische Version aus: sober. Das kann bei einem anderen Menschen mit Alkoholproblem aber wieder ganz anders sein.

Die Schublade klemmt

Die Diagnosen an sich sind meiner Meinung nach nicht das Problem, sondern die Schubladen dahinter. Schubladen, die bei vielen Menschen einmal geöffnet und danach nie wieder angeschaut werden. Das führt dann dazu, dass alle Borderliner, Alkoholabhängigen, Depressiven und so weiter über einen Kamm geschoren werden – und ausgeblendet, dass der Einzelne es ganz anders erlebt.

Ich ziehe immer wieder den Vergleich mit Krebs: Wenn mir jemand erzählt, dass er Krebs hat, weiß ich noch nicht, ob es sich um einen bösartigen Gehirntumor handelt, der innerhalb weniger Wochen zum Tod führen wird, oder um einen Krebs, der sich gut behandeln lässt und hoffentlich schnell überstanden ist. Und ich werde es auch nicht wissen, wenn ich den Menschen nicht frage. Gleiches gilt für psychisch erkrankte Menschen.

Nur weil man einmal jemanden kannte, von jemandem gehört oder in der Zeitung gelesen hat, der Depressionen hatte und so oder so war, oder weil dieser oder jener Amokläufer sich ja auch in psychiatrischer Behandlung befunden hatte, heißt das nun mal nicht, dass dasselbe für alle Menschen mit der gleichen Diagnose gilt.

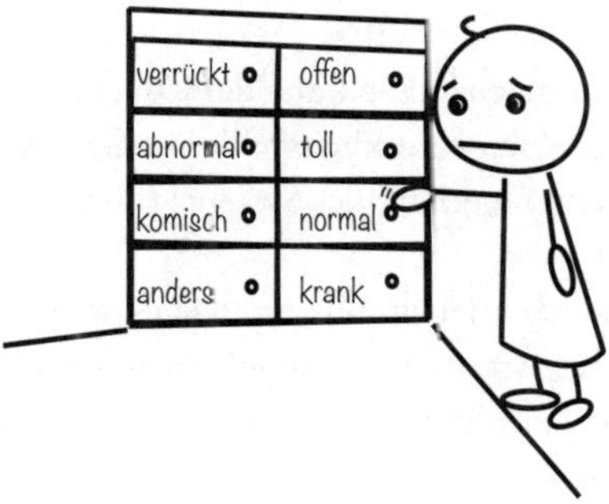

Und ebenso gibt es Betroffene, die es sich in ihrer Schublade so richtig bequem machen. Sich gar nicht mehr vorstellen können, sie wieder zu verlassen. Die sich damit abfinden, so zu sein, wie die Schublade vorgibt, weil die Welt außerhalb davon Angst macht. Weil sie sich in und mit der Schublade das erste Mal verstanden, gesehen gefühlt haben. Und so lieber drinbleiben, auch wenn es bedeutet, dass sie nie über die enge Begrenzung ihrer Schublade hinauswachsen können.

Auch die Reihenfolge der Schubladen im Kopf hat einen Einfluss auf unseren Umgang. Das Paradebeispiel: Depression und Burnout. Wie wir gesehen haben, hängen die beiden zusammen, genießen in der öffentlichen Wahrnehmung aber einen höchst unterschiedlichen Ruf. Genauso stehen Angst- oder Zwangsstörungen für viele Menschen sozusagen »über« dem Alkoholiker. Und Schizophrenie und Psychosen landen meistens ziemlich weit unten.

Richtiger wäre aber – und da sind wir wieder bei den Vergleichen –, alle (psychischen) Krankheiten auf gleicher Höhe anzusiedeln. Denn zu sagen: »Krankheit X ist so viel schlimmer als Krankheit Y«, ist schlicht und ergreifend dumm. Jede Krankheit, jeder Mensch, jede Geschichte ist individuell, jedes »normal« ist anders, was ein Vergleichen unmöglich macht. Wenn sich allein diese Kenntnis durchsetzen ließe, hätten wir schon viel gewonnen.

Nicht nur nach außen kann der Umgang, unsere Verknüpfungen mit einzelnen Krankheitsbildern oder Begriffen Schaden anrichten. Auch innerhalb des Systems führt das zu seltsamen Phänomenen.

So habe ich erleben müssen, wie es selbst innerhalb der Psychiatrie eine Art Rangordnung, Kastensystem gab. Auch hier stehen Menschen mit Psychosen oder Schizophrenie ganz unten; auf Stationen mit Essstörungen genießen die Magersüchtigen oft das »höchste Ansehen«. Und so weiter. Nicht, dass wir nicht alle schon genug mit unseren Problemen, unseren Krankheiten zu tun hätten und uns eigentlich auf die Behandlung konzentrieren sollten – nein, selbst in diesem Setting wird stigmatisiert, bewertet, verglichen, abgewertet und gelästert. Wie kommen wir da heraus?

Eine neue Klasse: das ICF

Am Anfang dieses Kapitels ging es um den ICD und das DSM, zwei Klassifikationssysteme für (psychische) Krankheiten. Seit Kurzem gibt es aber noch ein weiteres: den ICF. Das steht für *International Classification of Functioning, Disability and Health*. Auf Deutsch: *Internationale Klassifikation der Funktionsfähigkeit, Behinderung und Gesundheit*.

Die WHO hat diesen Ansatz erstmals im Jahr 2001 veröffentlicht. Im Gegensatz zu den beiden vorhandenen Klassifikationssystemen konzentriert sich der ICF nicht auf Mängel, Defizite, Ein- und Beschränkungen, sondern schaut: Was kann der Einzelne? Welche Ressourcen hat er? Welche Möglichkeiten? In der Fachsprache heißt das dann **Ressourcenorientierter biopsychosozialer Ansatz.**

Ich sage es immer wieder: Jeder Betroffene ist anders. Jede Depression ist anders, jede Sucht, jeder Krebs und jeder Beinbruch. Anders ist auch die Art und Weise, wie wir damit umgehen. Welche Mittel – Geld, Ärzte, Helfer, Therapeuten – uns zur Verfügung stehen. Kurz: die Situation, in der wir mit unserer Krankheit leben.

Manche Borderliner, die ich in den vergangenen Jahren getroffen habe, waren so sehr von dieser Krankheit eingeschränkt, dass ein Studium für sie unmöglich gewesen wäre. Für mich jedoch war es möglich. Manche Menschen können trotz eines komplizierten Beinbruchs noch arbeiten. Weil sie zum Beispiel ihr Geld mit Programmieren verdienen. Für einen Bauarbeiter bedeutet ein Bruch dagegen höchstwahrscheinlich mehrere Wochen Arbeitsausfall. Bin ich von Natur aus ein Mensch, der davon ausgeht, dass immer nur das Schlechteste passiert, gehe ich mit einer schweren Diagnose anders um als ein optimistischer Kämpfer (Stichwort Resilienz). Lebe ich auf dem Land, ist es für mich schwerer, passende Therapeuten zu finden und die optimale Versorgung zu erhalten. In der Stadt sieht das meist anders aus.

All diesen Fällen ist gemeinsam, dass es bei jeder Diagnose, bei jedem Betroffenen, in jedem Umfeld gewisse Dinge gibt, die uns die Genesung erleichtern. Und andere, die man eher als hinderlich beschreiben könnte.

Sowohl der ICD als auch das DSM konzentrieren sich nun mehr auf die Dinge, die nicht mehr funktionieren. Das ist das Neue am ICF, der seinen Schwerpunkt auf die Fragen legt: Was funktioniert? Wo liegen Stärken? Was ist möglich? Welche Ressourcen gibt es? Mit Ressourcen meine ich sozusagen Quellen, aus denen wir etwas schöpfen können, die uns etwas geben.

Im ersten Teil des ICF geht es um die *Funktionsfähigkeit und Behinderung*. Dabei werden die Bereiche *Körper, Aktivität und Teilhabe* näher betrachtet. Hier wird also zum Beispiel gefragt: »Ist jemand durch seine körperlichen Strukturen oder Funktionen eingeschränkt?« Dabei geht es nicht um die Ursache für diese Einschränkung, sondern allein um eine Feststellung der Tatsachen.

Weiter geht es mit Fragen rund um Mobilität, Kommunikation oder auch Selbstversorgung. Hier wird unterschieden zwischen erfasster Leistung und möglicher Leistung. Sind hier große Unterschiede vorhanden, so kann dies häufig auf die Umwelt zurückgeführt werden. »Klassiker« sind hier zum Beispiel

Kinder, die aufgrund einer Verhaltensauffälligkeit schon früh in der Schule scheitern – obwohl sie in Tests überdurchschnittlich hohe Werte erzielen. Das Umfeld schafft es also nicht, dem Kind seine beste Leistung zu ermöglichen.

Der zweite Teil richtet die Aufmerksamkeit auf die *Kontextfaktoren,* hier unterteilt in *Umwelt* und *personenbezogene Faktoren.* Zur Umwelt zählen unter anderem Produkte und Technologien sowie Unterstützung und Beziehung. Bei *personenbezogen* geht es um alles, was sich im Inneren abspielt, also um Einflüsse von Merkmalen der Person, die selbst nicht Teil des Gesundheitsproblems oder -zustands sind wie Bildung, Fitness, Gewohnheiten, Charakter oder ethnische Zugehörigkeit.

Natürlich geht es auch im ICF um Beeinträchtigungen beziehungsweise die Abwesenheit von Beeinträchtigungen. Sobald diese aber ermittelt wurden, wird der Fokus stärker darauf gelegt, welche Möglichkeiten der Betroffene und sein Umfeld haben. Das ist das sozusagen Revolutionäre an diesem Klassifikationssystem.

Hinzufügen möchte ich, dass der ICF sich nicht nur für die Betrachtung beziehungsweise Behandlung von psychischen Krankheiten eignet. Natürlich lässt er sich auch auf alle anderen Arten der Behinderung und körperliche Einschränkungen anwenden. Und noch weiter, die WHO sagt, dass er sich gewissermaßen für jede Person eignet. Die eigenen Stärken und Fähigkeiten mit solch einem professionellen Tool zu untersuchen und zu entdecken – davon kann wohl jeder von uns profitieren.

Noch hält sich seine Verbreitung bzw. Anwendung leider in Grenzen. Wenn auch schon Teile davon in Deutschland gesetzlich verankert sind. Nachdem der ICD aber mehr als 100 Jahre Zeit hatte, sich in den Praxen, Kliniken und Köpfen bequem zu machen, müssen wir vielleicht einfach nur noch ein wenig Geduld haben, bevor der ICF flächendeckend Einzug in die Praxis erhält.

Reden ist besser als lesen

Weder dieser grobe Überblick noch die ausführliche Lektüre von Wikipedia-Artikeln oder Fachliteratur ersetzen das direkte Gespräch. Sie können einen Überblick, eine erste Idee geben. Diese Art der Auseinandersetzung mit einer Krankheit nennt man in der Fachsprache **Psychoedukation.** Damit ist eine *systematische und strukturierte Vermittlung von wissenschaftlich fundiertem Wissen* gemeint. Einfach gesagt: Je mehr ich über eine Krankheit weiß, desto besser kann ich mir selbst und anderen helfen.

Vielleicht nicht sofort, aber dennoch zu wissen, wie eine Krankheit funktioniert, kann auf Dauer dabei helfen, sie besser in den Griff zu bekommen. Wenn ich über den Motor meines Autos weiß, welches Teil wofür gut ist, hilft mir das auch, wenn er einmal zu rauchen beginnt oder ich am Straßenrand liegen bleibe. Gleiches gilt für unsere Psyche.

Besonders für Angehörige ist darüber hinaus das direkte Gespräch nicht nur hilfreich, sondern geradezu essenziell. Denn letztendlich ist jede Depression anders, äußert sich jede Schizophrenie unterschiedlich, fühlt jeder Borderliner anders. Bei allen Überschneidungen und Gemeinsamkeiten innerhalb einer Diagnose haben doch der betroffene Mensch und seine Persönlichkeit Auswirkungen darauf, wie die Krankheit erlebt wird und wie sie sich äußert. An dieser Stelle also wieder der Hinweis, die Bitte, der Ratschlag: reden.

IST DAS NOCH KRANK ODER SCHON NORMAL?

Reden. Genau das habe ich ganz schön lange nicht gemacht. Sondern genau das Gegenteil. Nicht einmal mit mir selbst habe ich darüber gesprochen, dass irgendetwas hier gar nicht gut läuft. Habe alles getan, um meinem Kopf nicht zuhören zu müssen. Alles dafür gegeben, damit keiner etwas merkt. Meine Maske getragen, ein Doppelleben geführt. Und versucht, das alles irgendwie allein, ohne Hilfe hinzubekommen.

In der Psychologie spricht man häufig von Glaubenssätzen. Dabei geht es um Annahmen, von denen man absolut überzeugt ist. Meistens sind wir uns gar nicht bewusst, dass wir so etwas mit uns herumtragen, auch wenn wir täglich danach handeln und uns von ihnen leiten lassen. Ein Klassiker der Glaubenssätze ist »Ich schaff das allein« sowie alle Varianten davon wie »Ich muss das allein hinbekommen«, »Niemand kann mir helfen« und so weiter. Ohne ihn zu kennen, habe ich lange, lange nach dieser Devise gelebt.

Ich schaffe das …

Dass ich krank bin, weiß ich selbst erst seit 2013 – da war ich 27 Jahre alt. Die Probleme fingen aber ja viel früher an, als ich knapp 16 war. Das bedeutet? Richtig, dass ich davor über zehn

Jahre lang nicht wusste, was mit mir los ist. Natürlich war mir klar, dass es nicht normal ist, so regelmäßig und so viel zu trinken. Oder dass es weder normal, noch besonders klug und leider auch nur begrenzt hilfreich ist, sich selbst zu verletzen. Aber da ich damals nichts über psychische Krankheiten wusste, war die einzige Erklärung: *Ich* bin der Fehler.

Damit war für mich klar, dass ich das nur allein hinbekommen könnte. Dass es nichts und niemanden gibt, der mir dabei helfen könnte. Und diese Überzeugung hat mich so lange davon abgehalten, mir Hilfe und Unterstützung zu suchen. Der Weg dahin war lang und steinig.

Die Zeit zwischen meinem 16. und meinem 23. Lebensjahr bezeichne ich heute als meine »Hochphase«. In diesem Zeitraum habe ich nicht nur jeden Tag getrunken – sieben Jahre lang, über 2500 Tage Alkohol. Sondern mich auch sehr viel und sehr regelmäßig selbst verletzt. Selbstmord hat in dieser Zeit in meinen Gedanken viel Platz eingenommen.

Heute ist mir klar, dass ich zu dieser Zeit schwer krank war, schwerer als heute, aber damals wusste nicht nur ich nicht, was mit mir los war, sondern auch sonst niemand. Ich habe immer sehr darauf geachtet, dass mein Umfeld nichts von meinen Problemen mitbekommt. Der Hauptgrund dafür war: Ich wollte nicht, dass meine Mutter sich um mich Gedanken machen muss. Mit einem krebskranken Ehemann, drei Kindern, Haushalt und Berufsleben hatte sie schon genug um die Ohren – da wollte ich nicht noch etwas oben draufpacken.

Also habe ich über Jahre eine Art Doppelleben geführt. Ob Schule oder Arbeit oder sonstige Termine – das hat alles funktioniert. Natürlich war das anstrengend! Aber im Nachhinein versuche ich trotzdem, das Gute daran zu sehen. Manche Sachen kamen für mich einfach nicht in Frage, weil ich dann hätte auffliegen können. Zum Beispiel illegale Drogen. Das wäre viel zu gefährlich gewesen, man hätte mich erwischen können, und meine Familie hätte es erfahren. Auch bei der Selbstverletzung gab es eine Grenze, da ich mich nie so sehr »austoben« konnte beziehungsweise wollte, dass die Wunden vielleicht ärztlich hätten versorgt werden müssen. Und auch Suizid kam deswegen nicht in Frage – denn den hätten alle mitbekommen.

Dieses Spiel war zwar auf meine Familie konzentriert, aber auch im weiteren Umfeld war mir lange wichtig, dass niemand etwas merkt. Denn sonst hätte ja jemand meine Mutter fragen können, was mit mir los sei. Dennoch saßen die Zügel hier lockerer. Immer wieder haben einzelne Leute etwas mitbekommen, wenn ich es zuließ.

Da sich aber mit dem Vorgang des Mitteilens, des Sprechens, fast zeitgleich in mir ein enormes Schuldgefühl gegenüber dem Zuhörer entwickelte, hat das die Problematik eher verstärkt statt Erleichterung verschafft, denn im Endeffekt habe ich es dann wieder an mir selbst ausgelassen. Noch dazu bin ich mir sicher, dass die Menschen, die wussten beziehungsweise ahnten, wie schlecht es mir ging, mindestens genauso überfordert mit der Situation waren wie ich.

Ein Gespräch aus dieser Zeit ist mir aber sehr in Erinnerung geblieben. Es war auf einer Party, wenige Wochen vor meinem Abflug nach Neuseeland, wo ich für zwölf Monate mit einem Work-and-Travel-Visum herumreisen würde. Dort sagte ein Freund zu mir: »Du weißt, dass deine Probleme mitkommen werden, egal, wie weit du reist?!« Damals wollte ich das nicht hören, aber er hatte verdammt recht.

Denn natürlich ging der Kampf mit mir selbst auch in Neuseeland weiter. Ich hatte ein tolles Jahr, habe tolle Menschen getroffen, tolle Sachen erlebt. Ich denke jeden Tag an die Zeit dort. Aber: Ohne Alkohol ging auch dort nichts. Ob Ängste, Sorgen,

Trauer, Schmerzen – ich habe alles einfach weiter betäubt. Nur so konnte ich die Reise machen, die ich (von mir) erwartet habe. Leider habe ich nicht nur viele Gedanken und Gefühle weggetrunken, sondern auch so manch schöne Erinnerung. Dass die Neuseeländer – und auch die Backpacker – nicht gerade ungern trinken, hat mir natürlich in die Hände gespielt.

Als ich im Jahr nach meiner Rückkehr beschloss, für ein paar Tage nicht mehr zu trinken, und dies funktionierte, läutete dies im Grunde die nächste Phase meiner Krankheit ein. Die nächsten Jahre waren bezüglich meiner Probleme ein großes Auf und Ab. Manchmal ging es für ein paar Wochen gut, ohne dass ich mich selbst verletzte, und es gelang mir, mehr oder weniger kontrolliert zu trinken. Zwar instrumentalisierte ich den Alkohol weiterhin, um meine Anspannung in den Griff zu bekommen, doch gab es Phasen, in denen ich mich fast normal gefühlt habe, in denen ich glaubte, alles hinter mir gelassen zu haben – um irgendwann ins nächste »Loch« zu fallen.

Was sich im Vergleich zur Hochphase änderte, war weniger die Intensität als die Verteilung. Der stetige, harte Kampf der Hochphase verwandelte sich in einen Kampf, der eher kontinuierlich im Hintergrund lief, aber bei dem es in eher unregelmäßigen Abständen zu fiesen Schlachten kam. Diese Schlachten nenne ich gern meine »Löcher«.

Ein solches klassisches Loch sieht so aus, dass ich merke, wie die Tage, die Gedanken allmählich dunkler werden. Damals kannte ich noch nicht die Begriffe, die Sprache, die ich heute kenne. Ich hatte noch nie etwas von *Anspannung* oder *Skills* gehört. Und so habe ich meinem besten Freund gegenüber oft in Grautönen gesprochen. Je schlechter es mir ging, desto mehr neigte sich die Skala zum schwarzen Ende. Je weißer, desto besser fühlte ich mich. Wenn ich gemerkt habe, wie es in mir drin dunkler und schwärzer wurde, habe ich aber nicht versucht, etwas dagegen zu unternehmen. Das wäre eine weitere – ziemlich kluge – Strategie gewesen, die ich hätte einsetzen können, die ich aber noch nicht kannte.

Mein Kopf, mein Körper hatten in all den Jahren gelernt, dass es nur besser werden konnte, wenn es einmal richtig »scheiße« war. Richtig tiefschwarz. Wenn es richtig wehtat, ich mich richtig kaputt machte. Meistens hatte ich danach dann eine Weile Ruhe, weil die Geister in mir mit meinen Opfern wohl erst einmal zufrieden waren. Aber lange waren sie das nie. Und irgendwann wurde es wieder dunkler an meinem Himmel. Dieses Spiel hat sich in Endlosschleife wiederholt. Auch heute gibt es diese Dunkelheit, diese Gedanken noch, aber ich gehe anders damit um.

Damals also bin ich brav ins Loch gegangen, wenn meine Psyche das wollte. Das, was ich im Prolog beschrieben habe, war ein klassisches Loch. Sobald ich abends allein war – und nur dann –, habe ich mich heftig betrunken. Habe mir Lieder angehört, die so richtig wehtaten und das ausdrückten, was in mir vorging. Am Boden des Loches angekommen, war die Rasierklinge in meiner Haut der krönende Abschluss.

Und auch wenn das prinzipiell irgendwie funktionierte, gab es ein Problem an der Sache: Die Löcher wurden mit der Zeit immer tiefer, immer dunkler. Es gab keinen speziellen Auslöser, keinen Aha-Moment, der mein Leben verändert hat. Es war einfach die Erkenntnis, dass da nicht mehr viel fehlte bis zum finalen Loch. Dass, wenn sich nichts änderte, wenn ich nichts änderte, es ziemlich sicher radikal zu Ende gehen würde. Ich hatte folgende Alternativen: entweder mehr oder weniger sicher, mehr oder weniger zielstrebig in meinen eigenen Tod laufen – oder mir eingestehen, dass ich vielleicht doch Hilfe brauche, dass ich es doch nicht allein schaffe, auch wenn ich mir das lange und erfolgreich eingeredet habe.

… nicht

»Ich schaffe das nicht allein.« Auch diese Erkenntnis schlich sich eher langsam an, als dass sie plötzlich da war. Sie wuchs, während die Löcher tiefer wurden, und irgendwann habe ich sie dann endlich wahrgenommen. So lange war ich davon überzeugt, dass sich eines Tages alles zum Guten wenden würde, dass ich auf wundersame Weise von all meinen Problemen geheilt werden würde, dass ich nur durchhalten müsste, dass ich das hinbekommen würde – bis ich also endlich erkannte, dass dem nicht so war.

Mein erster Schritt nach dieser Erkenntnis war ein Gespräch mit einem langjährigen Freund, der mehr oder weniger wusste, wie es um mich stand. Selbst Psychologe und selbst in Therapie, war er der richtige Gesprächspartner.

Ich glaube zu wissen, dass er ziemlich erleichtert war, als ich ihm mein Herz ausgeschüttet hatte. Dass ich Hilfe dringend nötig hatte, war ihm im Gegensatz zu mir schon länger klar gewesen. Aber auch, dass es nichts bringen würde, mir diesen Schritt aufzudrängen. Der musste schon von mir selbst kommen.

Nun heißt es leider noch lange nicht, dass man nur durch die Entscheidung, sich professionelle Unterstützung zu suchen, diese dann auch sofort bekommt. Auf unser Gespräch folgten viele Anrufe bei Therapeuten, wochenlange Wartezeiten, um schließlich im Frühsommer 2013 im zarten Alter von 26 Jahren das erste Mal bei der Frau einen Termin zu haben, die mich die nächsten Jahre begleiten würde.

Es dauerte sogar noch bis zum Herbst, bis wir wirklich regelmäßige Sitzungen hatten. In der Zwischenzeit hatte ich viele Zweifel, ob das wirklich nötig ist. Und jeder gute, helle Tag war für mich Beweis genug, dass ja alles gar nicht so schlimm ist. Wie um mir selbst das Gegenteil zu zeigen, hatte ich wenige

Wochen, bevor die Therapie so richtig losgehen sollte, ein Rekordloch. Gut, dass ich da die schwersten Schritte schon hinter mir hatte.

Das Wort »Borderline« fiel dann ziemlich schnell. Meine erste Reaktion war eine Mischung aus Abwehr und Schock. Ich wusste nicht wirklich viel darüber. Eigentlich nur, dass »die« sich selbst verletzen, und ja, das machte ich auch, aber deswegen war ich doch keine Borderlinerin.

Da ich aber ein Büchermensch bin und meine Therapeutin einen ziemlich kompetenten Eindruck auf mich machte, lief ich also los und besorgte mir einen Ratgeber. Was dann folgte, war: »Woher kennen die meine Gedanken? Warum wissen die, wie es mir geht? Wie können die über meine Probleme schreiben?« Oder mit anderen Worten: eine ganz schön große Erleichterung.

Es gab andere Menschen, die genau die gleichen Gedanken, Gefühle, Probleme, Kämpfe, Erfahrungen hatten wie ich! Es gab ein Buch darüber! Und in diesem Buch war von Behandlung, Besserung, Therapie die Rede! Man konnte also etwas machen! Es konnte besser werden! Dieses Gefühl der Entlastung, das empfunden wird, sobald eine Diagnose im Raum steht, teile ich mit vielen anderen Betroffenen, wie ich inzwischen weiß. Und auch wenn Diagnosen an sich in der Fachwelt umstritten sind – für mich und für viele andere sind sie der erste Schritt in die richtige Richtung gewesen. Es gibt einen Punkt, an dem man mit der Arbeit ansetzen kann. Kein blindes Herumstochern und Ausprobieren mehr, sondern eine gezielte Suche.

So lange – viel zu lange – zu warten, bis man sich Hilfe holt, ist leider ziemlich normal. Vor kurzem erst habe ich gelesen, dass durchschnittlich sieben Jahre zwischen dem Beginn einer Krankheit und dem Beginn einer Therapie liegen. Sieben Jahre!

Nicht nur bei physischen, sondern auch bei psychischen Krankheiten können sieben Jahre den Unterschied zwischen

Leben und Tod bedeuten. Ein Tumor, der jahrelang ungestört wachsen kann, ist ungleich schwerer zu bekämpfen als ein bösartiger Zellhaufen, der sich gerade erst eingenistet hat. Eine Angst-, Ess-, Abhängigkeits- oder depressive Störung ist ebenso umso leichter und aussichtsreicher zu behandeln, desto früher eingeschritten wird.

Ich weiß nicht, ob ich mir früher Hilfe geholt hätte, früher gegen meinen leitenden Glaubenssatz »Ich muss das allein schaffen« angegangen wäre, wenn ich gewusst hätte, dass ich krank bin. Aber ich vermute es. Ich hoffe es. Und versuche daher, den Leuten Mut zu machen, den Schritt früher zu gehen. Nicht so lange zu warten, wie ich es getan habe. Denn je länger die Krankheit Zeit hat, es sich bequem zu machen, sich in die Tiefen unserer Gehirnwindungen einzugraben, desto schwerer, mühsamer, anstrengender wird es, sie da wieder herauszubekommen.

Aber das ist doch normal?

Wo aber ist die Grenze zwischen gesund und krank? Was ist noch gesund? Ab wann ist man krank? Was ist normal? Wo beginnt das Problem? Die Übergänge sind auch hier fließend. Vieles von dem, was man im Umfeld von psychischen Krankheiten hört, kennen auch »gesunde« Menschen. Die Grenze ist bei jedem anders. Wie schon angesprochen, hält der eine mehr aus, der andere weniger. Die eine kann mehr ab, bei der anderen wird es früher schon kritisch. Es gibt daher kaum Anhaltspunkte, die bei jedem und immer und überall gelten.

Was es aber gibt, was ein sehr guter und zuverlässiger Anhaltspunkt und letztendlich entscheidend ist, ist der persönliche **Leidensdruck.** Wie sehr leidet meine Lebensqualität? Welchen Einfluss hat das Problem(verhalten) auf meinen Alltag? Wie sehr fühle ich mich eingeschränkt? Nicht nur laut Wikipedia stellt

»ein ausreichend großer Leidensdruck eine wichtige Triebfeder für Veränderungen dar und kann den Betroffenen veranlassen, Hilfe zu suchen oder angebotene Hilfe anzunehmen«. Habe ich selbst nicht das Gefühl, dass Handlungsbedarf besteht, werde ich auch nur schwer davon zu überzeugen sein.

Es muss, wie so oft, *klick* machen. Mir können noch so viele Leute erzählen, dass ich mehr Sport treiben, abnehmen, kündigen oder was auch immer sollte – wenn ich selbst das nicht will, dann wird sich nichts ändern. Der Handlungsimpuls muss von innen kommen. Und in den meisten Fällen kommt irgendwann der Moment, wenn »es reicht«. Etwas passiert, und wir sind bereit, etwas zu verändern. Das muss nicht heißen, dass es ein eindeutiges Aha-Erlebnis gibt. Es können viele kleine Aha-Erlebnisse sein, die sich auftürmen und dann eines Tages den Schalter umlegen.

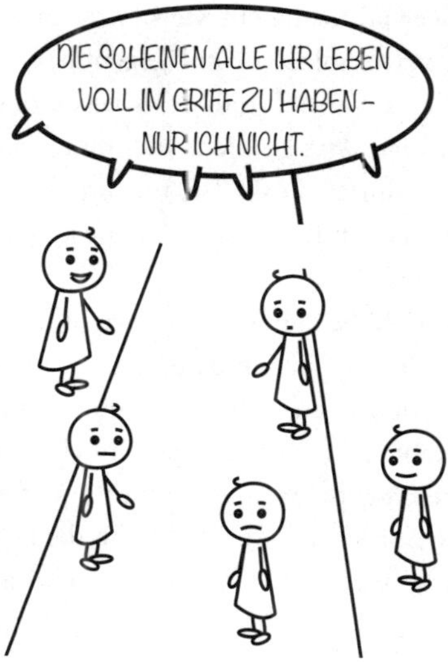
DIE SCHEINEN ALLE IHR LEBEN VOLL IM GRIFF ZU HABEN – NUR ICH NICHT.

Besonders schwer ist es – nicht sonderlich überraschend –, wenn das Umfeld ein (psychisches) Problem bereits erkannt hat, der Betroffene aber noch nicht bereit für eine Veränderung ist. Sei es die narzisstische Persönlichkeitsstörung, der übermäßige Alkoholkonsum oder die Depression. In diesen Fällen kann man nur versuchen, für kleine Aha-Momente zu sorgen, aber man wird es nicht schaffen, von außen auf den Schalter zu drücken.

Das Fiese an vielen psychischen Krankheiten ist, dass sie sozusagen einen eigenen Überlebenswillen haben. Wie ein Tumor, der immer weiter wächst, auch wenn sein Wirt dadurch irgendwann stirbt, so wollen auch die Persönlichkeitsstörung, die Sucht, die Depression um jeden Preis am Leben bleiben. Das führt dazu, dass man selbst die Probleme, die Folgen, die Einschränkungen nicht mehr so wahrnehmen kann, wie es das Umfeld vielleicht tut. Man beginnt, sich und seiner Umgebung etwas vorzumachen; man lügt, weil man gar nicht mehr anders kann, man verheimlicht und beschönigt.

Mein Kopf war jahrelang ein Meister darin, kleinzureden, zu relativieren, zu verharmlosen. Ihm gegenüber stand die Ratio, mein Verstand. Das war der Teil, der wusste, dass mein Verhalten nicht gesund ist, dass es nicht für immer so bleiben kann. Aber lange, lange durfte dieser Teil nur im Hintergrund existieren. Wurde von meinem Krankheits-Dreigespann geradezu plattgerollt, niedergewalzt.

Und natürlich habe ich gelitten. Mein Leidensdruck war enorm. Heute sage ich: Was in den Jahren zwischen 16 und 26 geschah, möchte ich nicht Leben nennen. Denn ich habe alles getan außer gelebt. Ich habe existiert, mich von einem in den nächsten Tag geschleppt, weitergekämpft. Wer ein gutes Leben hatte, waren die Borderline, die Sucht und die Depression. Ihnen ging es prächtig, während ich immer mehr aus dem Leben rutschte.

Der Leidensdruck ist also ein Indikator dafür, dass es vielleicht eine gute Idee sein könnte, sich professionelle Unterstützung zu suchen. Und natürlich gibt es daneben die offiziellen Kriterien im ICD und DSM, die helfen können, das Vorhandensein eines Problems zu erkennen. Bis zum Beginn meines Psychologiestudiums beziehungsweise meiner eigenen Diagnose hatte ich aber nie davon gehört. Sich nach der Lektüre dieser Kriterien selbst eine Diagnose zu geben, davon rate ich genauso ab, wie anhand von Google-Ergebnissen zu bestimmen, was mit einem los ist. Es braucht immer einen Profi, der einen Blick auf die Situation wirft und mit seiner Erfahrung hilft.

Und es gibt Hebel, die genutzt werden können, um die Waagschale der Ratio schwerer zu machen. Vor allem durch das Umfeld. Man kann an den Betroffenen appellieren, indem man Tatsachen benennt wie: »Du liegst nun schon seit 13 Tagen auf der Couch, vielleicht sollten wir doch mal zum Arzt.« Oder: »Es ist noch nicht 11 Uhr, und du möchtest Prosecco trinken. Vielleicht keine gute Idee?« Oder: »Man sieht jede einzelne Rippe, dein BMI ist inzwischen unter 17 – das ist nicht mehr schön, sondern gefährlich.«

Wenn man diese Dinge anspricht, dann darf – oder vielleicht sogar muss – man sich darauf gefasst machen, dass einem Wut, Unverständnis und Verteidigungsmechanismen entgegengeschleudert werden. Wie es häufig geschieht, wenn man einen wunden Punkt trifft. Aus meiner eigenen Erfahrung kann ich aber sagen, dass es diese Bemerkungen sein können, die am Ende den Schalter umlegen. Auch wenn man sie nicht hören möchte, so kann man sie doch schwerlich »ungehört machen«. Sagt uns jemand ehrlich, was ihm aufgefallen ist, hat etwas in uns die Chance weiterzuarbeiten.

Natürlich kann auch eine Folge sein, dass derjenige sich noch weiter zurückzieht, die Maske enger schnallt, den Kontakt abbricht. Dann ist etwas gefragt, was Fachleute **Abgrenzung** nennen. Sich nicht fertigzumachen, weil man es nicht schafft, den Betroffenen dazu zu bewegen, sich Hilfe zu suchen. Zu akzeptieren, dass es im Moment so ist, wie es ist. Und sich um sich selbst zu kümmern.

Heute sehe ich, wie sehr der Alkohol die Kontrolle über mich hatte, wie wild die Borderline mich in meinem eigenen Kopf umhergeschleudert hat, wie stark die Depression mir jegliche Lebensfreude und jeden Lebensmut geraubt hat. Damals wollte ich einfach nur, dass das aufhört. Und ich wollte so gern normal sein.

Auch als ich schon meine Diagnosen erhalten hatte, mich in Therapie befand und einiges bereits deutlich besser lief als in den Jahren zuvor, hat dieser Punkt mir Probleme bereitet. Ich hatte mir eine Struktur erarbeitet, die meinem rastlosen Kopf Halt gab. Dazu gehörte unter anderem eine ausführliche Morgenroutine und regelmäßige Schlafzeiten. Häufig war es dann früher oder später so weit, dass ich dachte, jetzt könnte ich abends auch einmal länger unterwegs sein. Mit immer, wirklich *immer* dem gleichen Ergebnis: Am nächsten Tag hing mir der wenige Schlaf nach, ich hatte weniger Kraft, um mich gegen die dunklen Gedanken zu stemmen, außerdem ein schlechtes Gewissen und im schlimmsten Fall noch Restalkohol vom Vorabend im Blut. Da der Tag also sowieso schon gelaufen war, könnte ich auch um 10 Uhr morgens einfach weiter trinken. Was ich dann tatsächlich häufig getan habe. Mit welchem Ergebnis? Natürlich damit, dass meine Struktur, meine Routine hinüber war und die Tore für die Dunkelheit offenstanden. Die mich dann für Tage, Wochen, Monate verschlucken würde.

Trotzdem würde ich es einige Zeit später wieder probieren, wieder »normal« sein wollen wie alle anderen. Auf Konzerten feiern, um ein Uhr morgens nach Hause kommen, vier Stunden schlafen. Wieder würde es schief gehen. Und es würde weitere Monate dauern, bis ich erkannte und akzeptierte, dass mein Leben, mein Kopf, meine Krankheit so etwas im Moment eben einfach nicht zuließ.

Der Blick nach außen ist also kein guter Maßstab, wenn man über den eigenen Zustand urteilen möchte. Denn erstens wissen wir nicht, wie es in den anderen wirklich aussieht, ob sie uns vielleicht auch nur eine Maske präsentieren, ein Doppelleben führen, lieber zu Hause auf der Couch bleiben würden, anstatt noch um die Häuser zu ziehen. Und zweitens kann es einfach sein, dass wir anders gestrickt sind. Dass unsere Grenzen anders verlaufen als die von den Leuten um uns herum.

Und auch den Satz »Aber anderen geht es doch viel schlechter als mir« lasse ich nicht gelten. Das ist kein Wettbewerb, kein »Wer ist am schlimmsten dran«-Contest.

Ehrlichkeit gegenüber sich selbst – das ist wohl entscheidend bei der Frage, ob sich unser Zustand noch im Rahmen befindet oder ob der Rahmen längst gesprengt ist. Wenn man merkt, dass allein der Gedanke, für einen Monat nichts zu trinken, einen beunruhigt; wenn man Menschen, die man liebt, ohne ersichtlichen Grund anschreit, weil die Wut mit einem durchgeht; wenn die Hände wund und blutig vom vielen Händewaschen sind; wenn man Angst vor dem Winter hat, weil das Untergewicht dafür sorgt, dass man ständig friert; wenn man feststellt, dass da etwas ist, was dem Verstand, der Ratio keine Chance mehr lässt – dann ist es wohl an der Zeit, sich ehrlich zu fragen, ob da vielleicht etwas in unserem Kopf die Kontrolle übernommen hat.

Allen Betroffenen wünsche ich eine starke Ratio. Denn ich glaube, wir alle haben diese Stimme in uns, die sagt: »Das kann so nicht weitergehen. Das kann nicht richtig sein. Hier stimmt doch etwas nicht.« Dieser Stimme, diesem Bauchgefühl sollten wir vertrauen und Gehör schenken, ehrlich zu uns selbst sein. Ich wünsche mir heute, dass ich der Ratio früher eine Chance gegeben hätte, mich früher mit ihr gegen die Krankheiten verbündet hätte.

Wichtig ist mir zum Schluss dieses Abschnitts noch einmal der Hinweis: Es müssen nicht unbedingt eine Krise oder Trennung, ein Jobverlust oder der Tod eines geliebten Menschen auftreten, um psychisch krank zu werden. Genauso können auch positive Erlebnisse und Ereignisse Auslöser sein. Oder es handelt sich um einen schleichenden Prozess. Nur in die nähere Vergangenheit zu schauen und zu meinen, dass da noch nichts gewesen sei, ist keine wirklich gute Entscheidungs-, Lösungs- und Handlungsstrategie. Manche Krankheiten warten einfach lange tief in uns drin, bis *ihr* Moment gekommen ist, bis wir geschwächt sind, und schlagen dann zu. Wie der Zeckenbiss, der erst Jahre später, wenn man ihn schon lange vergessen hat, Ärger macht.

WAS HILFT? – »EINMAL DAS RUNDUMPROGRAMM, BITTE!«

Hamburg

Nach langen Jahren des allein geführten Kampfes und ein paar Monaten mit der Erkenntnis im Gepäck, dass ich Unterstützung brauche, saß ich dann also Ende 2013 regelmäßig einmal die Woche bei meiner Therapeutin. Im »richtigen« Leben war ich mittlerweile Studentin der Kommunikationswissenschaft und Psychologie. Abgesehen davon hatte sich aber nicht viel verändert.

Und das war auch das Problem. Meine Krankheiten waren so schlimm, dass es mehr brauchte als 50 Minuten pro Woche. Auch gegen diese Erkenntnis habe ich mich eine Zeit lang erfolgreich gewehrt. Die Alternative zur **ambulanten Therapie** war ein **stationärer Aufenthalt.** Solche Aufenthalte dauern meistens mehrere Wochen, manchmal auch Monate. Wie zur Hölle sollte ich das hinbekommen, ohne dass jemand etwas mitbekam? Ausgeschlossen. Unmöglich.

Je öfter ich aber bei meiner Therapeutin saß, je mehr ich begriff und je mehr sie wohl auch auf mich einwirkte, desto klarer wurde mir, dass es mit der ambulanten Therapie noch nicht getan war. Dass es etwas Größeres und Radikaleres brauchte. Also doch stationär. Das bedeutete, einen Masterplan zu entwickeln.

Der erste Schritt bestand darin, eine geeignete Klinik zu finden. Zu jener Zeit gab es nur wenige Kliniken in Deutschland, die mit DBT, der Dialektisch-Behavioralen Therapie, arbeiteten und sich auf die Kombination Borderline und Sucht spezialisiert hatten. Auf den Webseiten anderer Einrichtungen las ich sogar, dass das gleichzeitige Vorliegen einer Abhängigkeitserkrankung die Behandlung einer Borderline-Störung ausschloss. Mit meinem heutigen Wissensstand überrascht mich das enorm, gibt es doch viele Borderliner, die eine komorbide Suchterkrankung haben.

DBT – Dialektisch-Behaviorale Therapie

Die Dialektisch-Behaviorale Therapie (DBT) wurde von einer Amerikanerin namens Marsha Linehan speziell für Menschen mit Borderline-Persönlichkeitsstörung entwickelt. Sie ist aufgeteilt in mehrere Module, und meiner Meinung nach ist dies der Grund, warum die DBT so ausgesprochen gut funktioniert. Sie schafft es, die Komplexität der Störung einzufangen. Die Module sind: Achtsamkeit, Stresstoleranz, Umgang mit Gefühlen, Selbstwert und zwischenmenschliche Fertigkeiten. Inzwischen wird die DBT auch für immer andere Zielgruppen und Störungsbilder weiterentwickelt und entsprechend angewendet.

Ich fand drei Kliniken, die eine entsprechende Therapie anboten. Die erste, nicht weit von München entfernt, schaute ich mir sogar an. Gemeinsam mit meinem damaligen Freund setzte ich mich ins Auto, und wir fuhren hin. Ich war nicht begeistert. Eher schockiert. Doppelt blöd, da dies mein erster Eindruck von psychiatrischen Kliniken generell war. Wir schauten uns um, redeten mit ein paar Leuten, und mir war schnell klar, dass es nicht diese Station werden würde.

Klinik Nummer zwei war irgendwo in der Mitte Deutschlands, zu weit entfernt zum Anschauen. Klinik Nummer drei war die Schön Klinik in Hamburg-Eilbek. Auch ohne sie vorher zu besuchen, fiel meine Entscheidung auf Letztere. Zum einen fand ich gut, was ich im Internet fand, zum anderen wollte ich schon lange einmal Hamburg kennenlernen. Und außerdem hätte der geografische Abstand zu München kaum größer sein können. Und genau das wollte ich: Abstand, Entfernung, Distanz. Zu wissen, dass mein gewohntes Umfeld nur wenige S-Bahn-Stationen entfernt wartete, und weiterhin »mein« München um mich zu haben, in dem ich jeden Supermarkt, jede öffentliche Toilette kannte, war für mich ausgeschlossen.

Mit der Entscheidung ging dann das Aufnahmeverfahren los. Ein ausführlicher, schriftlicher Antrag, Telefonate, Vorgespräche, und schließlich bekam ich im Frühjahr 2014 die Nachricht, dass ich bald aufgenommen werden würde. Das wiederum passierte dann sogar einige Wochen früher als erwartet. Was für mich bedeutete, dass ich eine Menge regeln musste. Was mein Studium betraf, hatte ich »nur noch« meine Bachelorarbeit vor mir. Nach einem Gespräch mit meiner Betreuerin war geklärt, dass ich beim letzten Seminartermin fehlen, die Arbeit von Hamburg aus fertig schreiben und meine mündliche Prüfung einige Wochen später als meine Kommilitonen ablegen würde.

Dem Rest der Welt erzählten wir entweder, dass ich mich voll und ganz auf meine Bachelorarbeit vorbereiten würde oder für ein dreimonatiges Praktikum nach Hamburg ginge. Das war auch die Version, die ich meiner Familie zunächst präsentierte.

Für die Zeit des Aufenthalts würde ich außer meinem BAföG keine Einkünfte haben. Da ich aber dank der Klinik rundum versorgt sein würde, reichte das Geld zusammen mit ein paar Ersparnissen und der Unterstützung meines Freundes aus, um nicht zu verhungern. So fuhren wir also im Mai von München nach Hamburg. Genossen noch ein paar Tage die Stadt, bevor es dann ernst für mich wurde.

Tschüss, Leben – hallo, Klinik?

Und wie ernst es wurde. In der Klinik anzukommen, war schrecklich. Bürokratisch – und schrecklich. *Was hatte ich getan? Was wollte ich hier? So schlimm war das doch alles nicht! Drei Monate? Zwölf Wochen? Wie sollte das funktionieren? Darf ich bitte wieder gehen?* Bei der Aufnahme waren alle furchtbar nett, die Ärzte, die Pfleger, das Personal – aber ich war einfach überfordert.

Die Klinik war recht neu, modern, die Zimmer deutlich besser, als ich sie mir vorgestellt hatte. Die Mitpatienten sagten größtenteils nett Hallo. Ich wollte trotzdem nur weg. Wollte meinen Freund nicht gehen lassen, nicht allein bleiben. Aber irgendwann war es so weit, und wir mussten uns verabschieden.

An das erste Abendessen werde ich mich wohl bis an mein Lebensende erinnern. Ich kannte die Regeln und Gepflogenheiten dieses Ortes noch nicht – geschweige denn die Menschen um mich herum. Ich wusste nicht, was mich erwarten würde, wollte einfach nur heulen, mich irgendwo verstecken. Appetit hatte ich schon gar nicht. Mir wurde ein Platz am Tisch zugeteilt, den ich fast die ganzen zwölf Wochen hindurch behalten sollte.

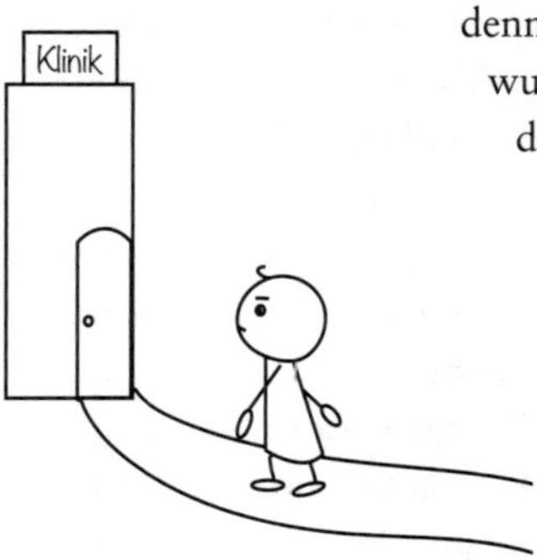

Und ich kann nichts anderes sagen, als dass alle Mitpatienten großartig waren. Keiner zwang mich zu reden, aber ich wurde auch nicht ignoriert. Ich bekam auf nette Art und Weise zu spüren und auch gesagt, dass es völlig normal sei, total überfordert zu sein. Dass es okay sei und besser werde, wenn ich erstmal richtig angekommen war. Wie recht sie hatten!

Es wurde besser. Nicht gleich. Nicht immer. Nicht alles. Aber die Verzweiflung der ersten Momente erreichte ich nur noch ein einziges Mal: als ich wegen des Verdachts auf einen Norovirus in Quarantäne gesetzt wurde und mein Zimmer nicht verlassen durfte. Das war schlimm.

Auch davon abgesehen gab es Momente, Tage, Phasen, in denen ich an allem zweifelte, in denen ich nach Hause fahren und die Therapie abbrechen wollte. Es zum Glück aber nicht getan habe. Denn auch wenn in der Klinik bei weitem nicht alles glatt lief und ideal war, so bedeuteten die zwölf Wochen für mich eine entscheidende Wendung, einen enorm wichtigen Schritt, ich möchte fast sagen: den Anfang eines neuen Lebens.

Ich habe in Hamburg so viel gelernt. Übers Leben, über mich, über meine Krankheiten, über Möglichkeiten, über Hilfsmittel. Ich habe Strategien, Techniken, Wissen und Fertigkeiten erworben, die mir bis heute helfen. Habe tolle Menschen getroffen, eine wunderbare Stadt kennengelernt. Aber am allerwichtigsten war wohl für mich die grundlegende Entscheidung, das erste Mal in meinem Leben mich selbst auf die oberste Stufe der Prioritätentreppe zu stellen. Nicht zu schauen, wie es den anderen um mich herum geht. Nicht zu sagen, es sei wichtiger, mich um die anderen zu kümmern als um mich selbst. Ich war wichtig, ich musste mich um mich kümmern – denn wenn ich es jetzt nicht tat, dann würde es mich vielleicht nicht mehr lange geben. Dann würde das Leben ohne mich auskommen.

Und so bekam meine Familie wenige Tage nach meiner Ankunft eine E-Mail von mir, in der ich schrieb: »Liebe Mama, liebe Brüder, ich bin hier oben in Hamburg in der Psychiatrie. Ich habe Borderline, Depressionen, ein Alkoholproblem und werde für drei Monate hier bleiben. Bitte kontaktiert mich nicht.« Ja, das klingt hart. Aber das war das einzig Richtige, was ich tun konnte. Ich konnte nicht gleichzeitig mich selbst sortieren und ihnen dabei helfen zu verstehen. Ich musste ja selbst erstmal verstehen. Dieser Cut, dieser harte Schritt, war nötig, damit ich mich ganz auf mich konzentrieren konnte – zum ersten Mal in meinem Leben.

Noch während meinem Aufenthalt begannen wir dann, uns zu schreiben und zu telefonieren. Am Ende der zwölf Wochen kamen sowohl meine Mutter als auch mein Bruder mich besuchen. Es war alles neu, ungewohnt, komisch – für uns alle.

Die Arbeit auf der Station

Wenn man noch nie eine stationäre Therapie gemacht hat, dann fragt man sich, wie das so abläuft. Wie man sich das vorstellen muss.

Wohl am wichtigsten: das Thema Ausgang. Ist man neu auf Station, darf man das Klinikgelände nicht verlassen. Die zweite Stufe bestand darin, dass man es mit einem Mitpatienten verlassen durfte, der schon länger da war. Und nach einiger Zeit wurde es erlaubt, auch allein hinauszugehen. Das war hart für mich, da ich zu dieser Zeit schon ziemlich viel lief und die ersten Tage meine Runden auf dem Klinikgelände drehen musste. Später konnte ich dann am Kanal entlang bis zur Binnenalster joggen – Luxus. Jedes Mal, wenn man das Gelände verließ, musste man sich in ein Buch eintragen und wieder abzeichnen, wenn man zurück war. Stichprobenweise wurde man auf Drogenkonsum untersucht.

Therapien und Gruppen waren Pflicht, außer man hatte einen guten Grund, sich davon befreien zu lassen. An den Wochenenden gab es kein Programm, diese Zeit habe ich genutzt, um nach und nach Hamburg besser kennenzulernen. Manchmal allein, andere Male zusammen mit anderen Patienten und oft auf dem Fahrrad. Auf diese Weise habe ich Hamburg in diesen zwölf Wochen wohl besser kennengelernt, als ich meine Heimatstadt München kenne. Bei weitem nicht alle Mitpatienten waren so aktiv – manche verließen weder die Station noch das Klinikgebäude oder das Gelände. Für mich unverständlich, da es die Zeit nicht gerade schneller vergehen lässt.

Die Tage begannen jeden Morgen mit dem Frühstück und der Medikamentenausgabe, gefolgt von der **Tageszielgruppe.** Dort wurde eine gemeinsame Achtsamkeitsübung durchgeführt, wir wurden über besondere, stationsrelevante Termine sowie Neuzugänge informiert, und jeder sollte ein kurzes Statement zur eigenen Verfassung (Anspannung) geben und seine Tagesziele benennen. Die Tagesziele mussten nach den SMART-Kriterien gewählt werden – das heißt: spezifisch, messbar, aktiv, realistisch und terminiert. Statt zu sagen: »Ich möchte ein bisschen lesen«, hieß es also: »Ich möchte heute Nachmittag vor der Ergotherapie drei Seiten lesen.«

Abgestimmt waren die Tagesziele auf einzelne Etappenziele, die man in der ersten Phase seines Aufenthalts mit seinen Therapeuten und Bezugspflegepersonen festlegte. Die Etappenziele wiederum wurden in Hinblick auf die »großen« Therapieziele gewählt – was man während seines Aufenthaltes erreichen wollte, wo der Schwerpunkt der Arbeit liegen würde.

Entsprechend der Tageszielgruppe gab es abends dann auch immer die **Tagesbilanzgruppe.** Hier ging es darum – wenig überraschend –, ob man seine Tagesziele geschafft hatte, es folgten eine Achtsamkeitsübung und die aktuelle Gemütsbestimmung.

Diese beiden Gruppen waren jeden Tag gleich, außer am Wochenende.

Der Rest des Programms bestand aus verschiedenen Gruppentherapien und Einzelsitzungen. Die Einzelsitzungen fanden im Wechsel bei einer Psychotherapeutin sowie einer Person des Pflegepersonals statt, die für den gesamten Aufenthalt gleich blieb – die sogenannte **Bezugspflege(person).**

Es gab verschiedene Therapiegruppen:

* Die Skills-Gruppe – das Herzstück der DBT-Therapie. Die einzelnen Module werden in kleinen Einheiten durchgenommen.
* Die Basisgruppe Sucht – bei der man die Krankheit kennen und verstehen lernt (Psychoedukation).
* Die Basisgruppe Borderline – hier gilt das Gleiche wie bei der Basisgruppe Sucht, nur für Borderline.
* Die Gruppe für innere Achtsamkeit – Hier wird das gelernt, vor dem so viele (Betroffene) gern davonlaufen: sich mit den eigenen Gedanken, Gefühlen, Wahrnehmungen auseinanderzusetzen.
* Die Sinnesgruppe – oder auch die Gruppe für äußere Achtsamkeit. Hier wird geübt, sich ganz auf einen Sinn zu konzentrieren, zu schmecken, zu fühlen, zu sehen, zu riechen. Und es dann zu beschreiben.
* Die Kreativgruppe – die Ergotherapie, bei der man nach Lust und Laune basteln, malen, werkeln und sich auf diese Weise ausdrücken kann.
* Die Backgruppe – für mich bedeutete sie im wahrsten Sinne des Wortes eine Beschäftigungstherapie, für andere war der Prozess des Entscheidens für ein Rezept, das Einkaufen und die Zubereitung eine große Herausforderung.
* Die Bezugsgruppe – alle Borderliner sitzen ohne

Therapeuten zusammen. Eigentlich sollen hier wie in einer Selbsthilfegruppe Dinge besprochen werden, die uns beschäftigen. Das hat mal mehr, mal weniger gut funktioniert.

Außerdem gab es noch Stationsvollversammlungen, Visiten und verpflichtende Besuche von Selbsthilfegruppen – und natürlich Hausaufgaben. Denn wie es heißt: »Therapie findet zwischen den Sitzungen statt.« Sich Gedanken machen, üben, verstehen – das braucht Zeit. Ebenso wie zu Beginn der Tageszielgruppe wurde jede andere Gruppe, jede Sitzung damit begonnen, dass man die momentane Anspannung auf einer Skala von 1 bis 100 benennen sollte. Ab Stufe 70 wird es kritisch. Diese Einschätzung hilft nicht nur den Patienten, ihre Selbstwahrnehmung und -einschätzung zu verbessern, sondern gibt den Therapeuten auch einen Anhaltspunkt, wie es ihren Patienten geht.

DBT sei Dank

Kern der Therapie in Hamburg war das Arbeiten mit DBT, der Dialektisch-Behavioralen Therapie. Wie oben schon erwähnt konzentriert sich dieser Ansatz auf fünf Module: Achtsamkeit, Stresstoleranz, Umgang mit Gefühlen, Selbstwert und zwischenmenschliche Fähigkeiten. Der Begriff *dialektisch* bezieht sich auf die Schwarz-weiß-Welt, die krassen Gegensätze, die das Erleben von Menschen mit Borderline häufig kennzeichnen. Hassen oder lieben, alles toll oder alles schrecklich, Leben oder Tod – um nur ein paar Beispiele zu nennen. Diese Gegensätze aufzulösen ist ein Ziel der Therapie. Der zweite Begriff *behavioral* zeigt schon, dass es auch um das Erlernen konkreter Verhaltensweisen geht.

In der Klinik, im Rahmen der DBT-Therapie, bin ich das erste Mal mit dem Thema **Achtsamkeit** in Berührung gekommen. Heute bin nicht nur ich ein großer Fan davon – ich habe mich zur regelrechten Achtsamkeits-Missionarin entwickelt –, sondern es gibt auch mittlerweile kaum einen Behandlungsansatz in der Psychotherapie, der auf Achtsamkeit verzichtet. Achtsamkeit heißt, mit den Gedanken ganz im Hier und Jetzt zu sein. Nicht darüber zu grübeln, was passiert ist oder was noch passieren könnte, sondern im aktuellen Moment zu bleiben. Mit allen Sinnen.

Das ist nicht so einfach, wie es vielleicht im ersten Moment klingen mag. Aber auch nicht so esoterisch, wie ich am Anfang dachte. Müsste ich ein Bild finden, dann ist Achtsamkeit für mich ein Stoppschild, das ich meinem überaktiven Kopf vor die Nase stelle. Wie eine Notbremse, die mit sofortiger Wirkung jeden Gedanken wieder zurückholt. Kein »Wie peinlich war das damals vor 6 Jahren?« oder »Schau mal, die da drüben lachen alle. Bestimmt über dich!« Auch kein »Du wirst allein und arm sterben!« oder »Nächste Woche geht der Vierte Weltkrieg los!« Einfach nur im Jetzt sein. In genau diesem Moment nehme ich Folgendes wahr: mich selbst in einem ICE, unter mir ein Ledersessel, stickige Luft um mich herum und mein Laptop mit diesen Seiten vor mir.

Durch die Konzentration auf eine einzige Sache ist Achtsamkeit sozusagen die Gegenbewegung zum lange hoch gepriesenen Multitasking. **Monotasking** sozusagen, nur eine Sache in einem Moment. Die Forschung hat inzwischen sowieso herausgefunden, dass unser Gehirn schlicht und ergreifend nicht dazu fähig ist, mehrere Sachen parallel zu erledigen. Sondern dass es nur enorm schnell zwischen den einzelnen Tasks hin- und herspringt. Das klingt anstrengend? Ist es auch. Und deswegen tut Achtsamkeit so gut. Nicht essen, Fernsehen und nebenbei noch auf dem Handy Nachrichten beantworten. Essen. Oder Fernsehen. Oder Nachrichten beantworten.

Mein Erleben ist dadurch ganz anders, viel intensiver geworden. Ich schmecke, sehe, fühle so intensiv, wie meine Borderline es eben zulässt. Da es sich aber nur um einen einzigen intensiven Reiz statt um 40 weniger intensive Reize gleichzeitig handelt, komme ich damit besser zurecht.

Oft werden Achtsamkeit und **Meditation** in einen Topf geworfen und vermengt. Und ja, es gibt einen gewissen Zusammenhang. Denn meistens ist Meditation nichts anderes als achtsames Atmen, Denken, Fühlen oder Vorstellen. Aber meistens nimmt man bei der Meditation eine unbewegte Haltung ein, man sitzt oder liegt, wenn man nicht gerade eine Gehmeditation ausübt. Achtsamkeit hingegen kann immer und jederzeit stattfinden. Egal, ob ich Geschirr spüle, die Zähne putze oder Fahrrad fahre. Ganz bei der Sache zu sein, die ich gerade mache, ohne abzuschweifen oder schon vier Schritte weiter zu sein – das ist das Entscheidende.

In den beiden Achtsamkeitsgruppen in der Klinik haben wir das Wahrnehmen, das Beschreiben und auch das Annehmen gelernt und geübt. Nicht zu sagen: »Ich sehe eine komische Frau, die eine doofe gelbe Hose trägt.« Sondern: »Dort steht eine Frau, die eine gelbe Hose anhat.« Das Wahrgenommene also nicht zu bewerten, sondern so objektiv und sachlich wie möglich zu beschreiben, das ist die große Herausforderung (nicht nur für Borderline-Patienten). Denn »die Bewertung ist der Weg ins Gefühl«, wie in diesen Gruppen oft gesagt wird. Das Ergebnis dieses Prozesses ist dann irgendwann – so wie es auch bei mir der Fall war –, dass Betroffene die Kontrolle zurückgewinnen. Die Kontrolle über sich, über die Gedanken, Gefühle, Automatismen und Reaktionen.

Einige Schüler fragten ihren Zen-Meister, warum er so zufrieden und glücklich ist.

Der Zen-Meister antwortete: »Wenn ich stehe, dann stehe ich, wenn ich gehe, dann gehe ich, wenn ich sitze, dann sitze ich, wenn ich esse, dann esse ich, wenn ich liebe, dann liebe ich …«

»Das tun wir auch«, antworteten seine Schüler, »aber was machst »du darüber hinaus?«

Der Meister erwiderte: »Wenn ich stehe, dann stehe ich, wenn ich gehe, dann gehe ich, wenn ich …«

Wieder sagten seine Schüler: »Aber das tun wir doch auch, Meister!«

Der Meister aber sagte zu seinen Schülern: »Nein – wenn ihr sitzt, dann steht ihr schon, wenn ihr steht, dann lauft ihr schon, und wenn ihr lauft, dann seid ihr schon am Ziel.«

Im Modul **Stresstoleranz** geht es darum, mit sogenannten *Hochstressphasen* (= Anspannung über 70) anders umzugehen lernen. Steht es im Mittelpunkt der anderen Module, die Grundanspannung generell zu senken und niedrig zu halten, geht es hier um die Art und Weise, wie man damit umgeht, wenn man doch auf Stufe 70 gelandet ist oder kurz davor steht. Denn dieser Hochstressbereich ist es, der das Verhalten hervorruft, mit dem man sich und/oder anderen Menschen schadet.

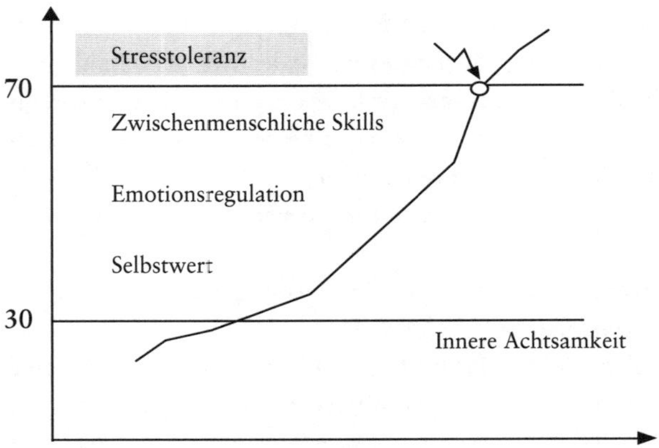

Viele Borderliner haben gelernt, in diesen Phasen auf radikale Mittel wie Trinken, Spielen, Selbstverletzung etc. zurückzugreifen. Nun geht es darum, andere Fertigkeiten, sogenannte **Skills** zu finden, die stattdessen angewendet werden können. Als Skill bezeichnet man *jedes Verhalten, das in einer schwierigen Situation kurzfristig wirksam und dabei langfristig nicht schädlich ist.* Je höher die Anspannung, desto radikaler werden die Skills. So gibt es viele Betroffene, die an Ammoniak riechen, etwas sehr Scharfes kauen oder ihren Kopf in einen Eimer mit Eiswasser tauchen, um die Anspannung wieder zu reduzieren.

Im Grunde geht es also darum, das Hirn so lange abzulenken, bis der Hochstress vorbei ist. In der Klinik probiert man verschiedenste Methoden und Mittel aus, um irgendwann seinen eigenen Skills-Koffer zu erhalten. Darin befinden sich dann alle Skills, die bei einem selbst Wirkung zeigen. Neben Ammoniak war das bei mir ein Igelball und ein Stück Seil, um die Hände zu beschäftigen, Wärmesalbe, Center Shocks (richtig saure Kaugummis), Kokos-Bodylotion sowie Fotos von lieben Menschen oder schönen Orten, mit denen ich etwas Positives verbinde. Außerdem haben bei mir Skills wie das *Hirn-Flick-Flack* wunderbar funktioniert, um die Gedankenspirale zu unterbrechen. Dabei sucht man sich ein Thema, geht das Alphabet durch und sagt zu jedem Buchstaben einen zum Thema passenden Begriff. Ein leichtes Beispiel sind Vornamen: Anna, Bernhard, Christoph, Doris ... Schwerer wird es dann bei Ländern, Sportarten etc. Je höher die Anspannung ist, desto leichter sollte das Thema sein.

Neben diesen eher praktischen Skills gibt es auch grundlegendere Skills. Zwei meiner Lieblinge sind die **radikale Akzeptanz** sowie die **Entscheidung für den neuen Weg.** Bei der *radikalen Akzeptanz* geht es darum, die Dinge so anzunehmen, wie sie sind. Ich kann nicht ändern, dass mein *erstes Mal* eine Vergewaltigung war. Ich kann nicht ändern, dass ich mich an die letzten

Jahre mit meinem Vater kaum erinnern kann, nicht einmal an seine letzten Worte – weil der Alkohol alles mit sich gerissen hat. Ich kann nicht ändern, dass ich psychisch krank bin. Und obwohl ich diese Dinge nicht ändern kann, haben mich Selbstvorwürfe und endlose Fragestrudel um sie herum jahrelang im wahrsten Sinne des Wortes in den Wahnsinn getrieben. Haben mich gejagt, vor sich her gescheucht. Und ich habe vergeblich versucht, sie irgendwie loszuwerden.

Erst als ich gelernt habe hinzuschauen, statt zu ignorieren, konnte sich etwas ändern. Ich musste mich mit den Gedanken, Gefühlen, Erinnerungen beschäftigen, die richtig wehtun, damit sie aufhörten, mich zu jagen. Ich habe aber die Wahl, ob ich weiter Kraft, Energie und Zeit investiere, um mich zu ärgern, nach dem Warum zu fragen oder Schuldige zu suchen. Ich kann mich ebenso auf das konzentrieren, was ich beeinflussen kann und wie ich damit umgehe.

Auch der zweite Skill, *Entscheidung für den neuen Weg,* ist mehr oder weniger selbsterklärend: Es geht darum, dass man sich bewusst dafür entscheidet, nicht mehr weiter an alten Verhaltensweisen und Mustern festzuhalten. Dass man sich dafür entscheidet, etwas zu verändern und nicht am Alten, Schädlichen hängen zu bleiben, weil es bequemer ist. Wie ich mittlerweile weiß, ist das ein Skill, den ich mitunter jeden Tag anwenden muss.

Ich muss mich jeden Tag wieder gegen die Dunkelheit wehren, gegen den Drang, den Kopf mit Alkohol zum Schweigen zu bringen, die Anspannung mit Selbstverletzung abzubauen – denn das wäre die einfachere Lösung. Schwerer ist es, sich jeden Tag aufs Neue für die Gesundheit zu entscheiden und auf dem neuen Weg zu bleiben. Auf neudeutsch in Hashtags gesprochen, fasse ich das gern mit *#onedayatatime* oder *#chooserecoveryevery damnday* zusammen.

Beim Modul **Umgang mit Gefühlen** geht es darum, ein bisschen Ordnung in die gestörte, verwirrende, chaotische Gefühlswelt der Betroffenen zu bringen. Als Borderliner fühlt man viel und stark, weiß aber oft selbst nicht genau, was man da eigentlich fühlt. Ich habe es oft als großen, bunten Wirbel in mir drin beschrieben, den ich nicht verstehe oder zu fassen bekomme. Ich merke, dass da etwas ist, habe aber keine Chance, genauer hinzuschauen – denn dann hat sich der Wirbel schon weiter gedreht, und das nächste Gefühl ist da.

Ziel dieses Moduls ist es, genau an diesem Punkt anzusetzen. Man lernt nicht nur, warum Gefühle eigentlich ziemlich gut und nicht nur böse und schädlich sind, wie man sie nutzen, auseinanderhalten und auch steuern kann. Für mich hilfreich war eine lange Liste mit allen möglichen Gefühlszuständen, auf der ich nachschauen konnte, welches Gefühl mich gerade auf Trab hielt.

Anhand sogenannter Gefühlsprotokolle lernt man nach und nach, sich mit dem eigenen Gefühlsleben auseinanderzusetzen. Man lernt zu erkennen, um welches Gefühl es sich gerade handeln könnte und ob es der Situation angemessen ist. Ist es angemessen, kann man sich die Frage stellen, ob es vielleicht zu stark ist und erst ein wenig abgeschwächt werden muss, bevor man einem Impuls folgt. Ist es nicht angemessen, so lernt man, **entgegengesetzt zu handeln.** Das heißt, möchte ich mich verstecken und verkriechen, bleibe ich, möchte ich weinen, lache ich, und so weiter. Wie wirkungsvoll das ist, weiß jeder, der sich bei schlechtem Wetter, in einer depressiven Phase oder mieser körperlicher Verfassung trotzdem dazu gebracht hat, eine Runde spazieren zu gehen. Hat gutgetan, oder?

Im vorletzten Modul widmet sich DBT dem **Selbstwert** – der bei den meisten Betroffenen ziemlich negativ ausgeprägt ist. Auch ich habe mich jahrelang selbst gehasst, verachtet, verurteilt. Ich habe mich fertiggemacht, konstant auf mich eingehackt. Jegliche Art von Selbstliebe oder -fürsorge war für mich undenkbar.

Nun ging es auf einmal darum, gut zu mir zu sein. Nett mit mir umzugehen. Mich zu akzeptieren. Mich mit anderen Augen zu sehen, mit denen eines wohlmeinenden Freundes beispielsweise. Das war ein ganz schön hartes Stück Arbeit. Ist es immer noch. »Es einfach nicht verdient zu haben« – dieser Richtwert wird mich wohl noch lange begleiten, aber es hat sich auch schon viel getan. Der Einstieg ist mir über meinen Körper gelungen. Denn auch, wenn ich mir vielleicht selbst nicht wert genug war, so war ich mir doch immer bewusst, was für ein tolles Stück Natur wir da geschenkt bekommen haben. Was für ein Meisterwerk – das es wert war, geschützt und pfleglich behandelt zu werden. Nach und nach habe ich dann mithilfe von Achtsamkeit gelernt, **Self-Compassion,** Selbstmitgefühl, zu entwickeln. Ich habe gelernt, mein Glück in mir selbst zu suchen und nicht in den Dingen und Menschen um mich herum. Mich nicht von meiner Umwelt abhängig zu machen.

Im engen Zusammenhang dazu steht auch das Thema des fünften Moduls: **zwischenmenschliche Fertigkeiten.** Denn wenn ich davon ausgehe, selbst nur das Schlechteste verdient zu haben, dann erlaube ich auch anderen, mich nicht gut zu behandeln. Dann sorge ich in Gesellschaft nicht dafür, dass es mir gut geht, sondern schaue nur auf das Wohlbefinden aller anderen. Dann beziehe ich Auseinandersetzungen, Ereignisse, Gespräche auf mich, suche bei mir den Fehler und sehe nicht, dass auch mein Gegenüber einen Anteil daran hat. Zu merken und zu lernen, welche sozialen Situationen schwierig für einen selbst sind, diese zu vermeiden oder anders mit ihnen umzugehen, darum geht es in diesem Modul.

Essenziell dafür ist es, die **eigenen Bedürfnisse** zu (er)kennen. Was brauche ich jetzt? Was täte mir gut? Sollte ich das machen?

Jahrelang wusste ich nicht einmal, dass ich überhaupt Bedürfnisse habe – außer vielleicht essen, schlafen, pinkeln. Dass ich darüber hinaus aber noch eine ganze Menge anderer Bedürfnisse habe, wurde mir erst in den letzten Jahren bewusst. Das war der erste Schritt. Nach diesen Bedürfnissen aber auch zu handeln, darin besteht dann wohl die wahre Herausforderung. Ebenso wie darin, zu lernen, dass es okay ist, die eigenen Bedürfnisse zu priorisieren – nicht immer nur die von anderen.

Nach diesem kurzen Exkurs über die DBT geht es wieder zurück in die Klinik nach Hamburg, ins Leben auf der Station.

Leben auf der Station

Gewohnt haben wir in Zwei-Bett-Zimmern. Die beiden Einzelzimmer waren für Sonder- oder Problemfälle gedacht. Insgesamt bin ich an die drei Mal in den zwölf Wochen umgezogen: entweder weil ich wollte oder weil ich musste. Bei rund 20 Betten auf der Station verging kaum eine Woche, ohne dass neue Patienten hinzukamen und andere entlassen wurden. Da immer nach Geschlechtern getrennt wurde, konnte es sein, dass man sein Zimmer deswegen räumen musste. Oder weil man vielleicht unbedingt mit einer bestimmten anderen Person zusammenwohnen wollte – beziehungsweise auf keinen Fall ein Zimmer teilen wollte.

Unsere Zimmer waren recht groß, neu, modern und ruhig. Sich mit einer anderen Person eines zu teilen, war nicht so schlimm, wie ich angenommen hatte. Das lag wohl auch an der besonderen Situation und der daraus resultierenden Stimmung auf der Station: Wir saßen doch alle im selben Boot. Man wusste, was die anderen durchmachten, und verhielt sich rücksichtsvoller, als es außerhalb der Klinik der Fall war.

Für mich war neu – und toll –, dass ich mich zum ersten Mal seit vielen Jahren nicht verstellen musste. Ich durfte einfach so sein, wie ich war. Mit all meinen Launen, Gefühlsausbrüchen, Rückzügen; mit all meinen Gedanken, Stimmungen und Empfindungen. Denn quasi jeder konnte nachvollziehen, wie es sich anfühlte. Das ist natürlich großartig, stellt aber gleichzeitig auch die berühmte »Blase« dar, von der im Zusammenhang mit stationären Aufenthalten immer gesprochen wird: Man ist separiert vom Rest der Gesellschaft. Hat sozusagen einen Puffer zwischen sich und der »Wirklichkeit«. Wenn man es sich in dieser Blase zu (lange) bequem macht, kann die Rückkehr in den Alltag mitunter schwierig werden.

Allein schon von den Menschen her, die mit mir in Hamburg waren, kann ich sagen, dass es eine tolle Zeit war. Ich habe wunderbare Menschen kennengelernt, mit ihnen lachen und weinen können, Freundschaften geschlossen. Wir hatten einen fantastischen Sommer im Norden, den wärmsten seit Jahren. Wir erkundeten zusammen die Stadt, lagen auf der Wiese vor der Klinik, spielten Scrabble, fieberten bei der WM mit und stärkten, stützten und ermutigten uns gegenseitig. Keine kaputten Freaks, keine Psychopathen, keine Versager oder Nichtsnutze fanden sich an diesem Ort zusammen – einfach nur ein Haufen kranker Menschen, die unter professioneller Anleitung lernten, mit ihren Problemen besser zurechtzukommen, statt sich selbst zu zerstören. Und: Alle waren herrlich unnormal.

… und zurück

Die zwölf Wochen gingen schneller vorbei, als ich *Dialektisch-Behaviorale Therapie* sagen konnte, so war mein Eindruck. Aber irgendwann war es so weit. Nach der Klinik ging es erst für ein paar Tage gemeinsam mit meinem Freund und dem VW-Bus Richtung Meer, um dann nochmal für ein paar Tage nach Hamburg zurückzukehren.

Ja, es fiel mir schwer, diesen mir so ans Herz gewachsenen Ort zu verlassen, an dem ich so viel gelernt, sich so viel geändert hatte. Kurz nach meinem 28. Geburtstag ging es dann aber zurück nach Bayern. Zum Glück – darf ich wohl sagen – nicht allein. Ein Mitpatient, der sich München schon lange einmal anschauen wollte, entschloss sich kurzerhand, für ein paar Tage mit in den Süden zu kommen. Mir war ganz recht, auf diese Weise ein Stück Hamburg mit in die Heimat nehmen zu können. Es zögerte den Abschied von der »Blase« noch ein wenig hinaus. Ganz abgesehen davon, dass es großen Spaß machte, dem »Nordlicht« meine Heimat zu zeigen.

Aber auch das ging vorbei, und wenig später hatte mich »das echte Leben« dann mit Haut und Haaren wieder. Denn mein Traumjob wartete auf mich: ein Praktikum in der Redaktion eines Outdoor-Magazins, welches ich schon vor meinem Klinikaufenthalt organisiert hatte. Über Reisen, Berge, Draußen-Sein, Equipment und Outdoor-Kleidung schreiben zu dürfen, mich beruflich damit beschäftigen zu müssen, war damals meine Vorstellung von einem idealen Arbeitsplatz.

Und ja, es war großartig. Aber auch nicht. Denn ich war schneller wieder in meinem Doppelleben, als ich schauen konnte. Ich war noch nicht so weit, jemandem von meinen Krankheiten erzählen zu können, davon, was mit mir los war oder wo ich herkam. Also saß ganz schnell wieder die Maske auf meinem Gesicht. Dass ich noch dazu jeden Tag vier Stunden mit dem Zug pendeln musste, machte die Sache kaum besser.

Meine Kollegen waren alle richtig nette, tolle Leute. Den ganzen Tag mit ihnen in einem offenen Büro zu sitzen, war aber trotzdem zu viel für mich. Es war dort, wo sich in mir langsam die Erkenntnis formte, dass die Selbstständigkeit für mich vielleicht die bessere Wahl sein könnte. Noch war es aber nicht so weit.

Insgesamt blieb ich fast ein halbes Jahr in der Redaktion, lernte viel, hatte großartige Möglichkeiten, schöne Erlebnisse, und insgesamt möchte ich auch auf diese Erfahrung nicht verzichten. Aber das alles hatte einen Preis: meine Gesundheit, mein Recovery. Wenige Wochen nachdem ich aus Hamburg entlassen worden war, nach mehreren Monaten ohne Mr. A. fing ich eines Tages wieder an zu trinken. Einfach um irgendwie weitermachen zu können. Ziemlich schnell wurde das Dosen-Kaufen am Bahnhof wieder Routine für mich, rutschte ich nach und nach wieder in alte Verhaltensmuster.

Zum Praktikum kam dazu, dass ich jedes Wochenende noch zwölf Stunden im Café arbeitete, um finanziell über die Runden zu kommen. Und ein Tag Pause pro Woche war einfach zu wenig für meinen Kopf. Als i-Tüpfelchen kam hinzu, dass ich zu dieser Zeit nicht mehr in Therapie war, auch nicht ambulant.

Meine Therapeutin war eine Zeit lang krankheitsbedingt ausgefallen, und ich hatte den Wiedereinstieg verpasst. Erst als sich meine Zeit in Augsburg im Februar 2015 dem Ende zu neigte und ich somit wieder mehr Zeit hatte, fing ich wieder an, regelmäßig zu ihr zu gehen. Kurze Zeit später kam eine ambulante Skills-Gruppe dazu, die ebenfalls einmal die Woche stattfand. Dort wurde auch mit DBT gearbeitet, das bedeutete eine Art Fortsetzung, Vertiefung des Ganzen.

Schreiben & Reisen

Im Nachhinein war es wohl mit das Beste, was mir passieren konnte, als mir mein damaliger Chef in Augsburg verkündete, dass es leider nicht – wie angedacht – mit einem Volontariat klappen würde. Auch wenn es sich in dem Moment eher wie eine Niederlage, ein Verlust, anfühlte, denke ich heute gegenteilig darüber.

Ich hatte wieder mehr Zeit, konnte mich mehr um mich kümmern und mehr auf mich und meine Bedürfnisse hören. Schnell stand der Entschluss fest, im darauf folgenden Winter für einige Monate nach Südostasien zu reisen. So arbeitete ich in der Zwischenzeit weiter viel, aber anders. Mit zwei Gastrojobs konnte ich schnell viel Geld für die Reise ansparen und hatte trotzdem nebenbei noch genug Zeit, mein nächstes, großes Projekt anzugehen: meinen Blog.

In der Klinik zu erkennen, wie schlimm die Lage, wie unnormal der Umgang mit psychischen Krankheiten in unserer Gesellschaft ist, hatte bei mir den Wunsch geweckt, etwas zu verändern. Und über meine eigenen Erfahrungen zu schreiben, sollte der erste Schritt in diese Richtung sein. Ganz gut dazu passte, dass ich schon länger mit dem Gedanken der Selbstständigkeit gespielt hatte. In der Redaktion hatte ich gemerkt, dass ein Angestelltenverhältnis wohl immer gewisse Schwierigkeiten für mich bereithalten würde. Und so war die Entscheidung, mehr Zeit fürs Schreiben zu haben, auch in dieser Hinsicht interessant.

Für mich war und ist Reisen weiterhin eine enorm wichtige Sache in meinem Leben. Unterwegssein, diesen wunderbaren Planeten zu entdecken. Auch wenn meine »kranken Begleiter« immer dabei waren, so habe ich mir diese Leidenschaft zum Glück nie wegnehmen lassen. Wie wichtig es für mich ist, sieht man wohl auch bei der Wahl des Namens für meinen Blog: *Traveling | the | Borderline.*

Der britische Autor Matt Haig schreibt in seinem Buch *Ziemlich gute Gründe, am Leben zu bleiben* zum Thema Reisen:

> *Bei einer Depression mit Angststörung schrumpft die Komfortzone oft von der Größe der Welt zur Größe des Betts. Oder verschwindet ganz. Und noch etwas: Stimulation, Aufregung, von der Sorte, die man an neuen Orten findet, was manchmal furchterregend ist, kann auch eine Befreiung sein. An vertrauten Orten*

beschäftigt sich das Gehirn nur mit sich selbst. Es hat nichts Neues zu registrieren, wenn du bloß in deinem Zimmer sitzt. Keine potenziellen äußeren Gefahren, nur innere. Aber wenn du dich zwingst, Neuland zu betreten, vorzugsweise tatsächlich ein anderes Land, konzentrierst du dich unweigerlich ein bisschen mehr auf die Welt außerhalb deines Kopfes.

Und das kann ich nur bestätigen. Klar war das Reisen auch eine Art der Flucht, des Weglaufens vor meinen Problemen. Aber immerhin habe ich dabei auch schöne Orte gesehen, tolle Menschen kennenlernen dürfen, Neues entdeckt.

In der Zeit vor und in Südostasien hat es dann auch das Schreiben geschafft, fester Bestandteil meines Lebens zu werden. Schon immer textaffin, habe ich schon in der Schule angefangen zu schreiben. Geschichten, Theater, Drehbücher. Auch in meinen »Löchern« war das Ausdrücken auf Papier immer wieder Begleiter, Helfer, Mittel, um all das, was in mir brodelte, irgendwie nach draußen zu bringen. Geschah das früher eher in Form von Gedichten, entdeckte ich nun das Bloggen für mich.

Anfänglich schrieb ich sowohl über Borderline als auch über das Reisen. Nach und nach hat sich das verschoben, das Reisen trat immer mehr in den Hintergrund. Auch wenn ich weiterhin versuche, viel unterwegs zu sein, stehen psychologische Themen und meine Erfahrungen mit Mental Health immer mehr im Vordergrund. Längst schreibe ich aber nicht mehr nur über »meine« Diagnosen, sondern berichte genereller, auch über mein Engagement, und gebe Buchtipps.

Schnell habe ich gemerkt, wie sehr mir das Schreiben beim »Sortieren« half. Im Lauf der letzten Jahre hat sich so vieles, habe ich mich so sehr verändert. Manchmal bin ich selbst nicht hinterhergekommen mit all dem Neuen. Darüber zu schreiben, es in Worte zu fassen, hat mir dabei geholfen. Manches habe ich erst so richtig verstanden, als ich darüber geschrieben habe. Dinge verarbeitet, erkannt, gelernt, festgestellt. In gewisser Art und Weise ist das Schreiben für mich eine Art Therapie.

Therapie für alle

Neben dem Schreiben, dem Reisen, dem Sport, viel Arbeit, noch mehr Zeit und Geduld spielte »klassische« Psychotherapie für mein Recovery in den letzten Jahren natürlich eine, vielleicht sogar *die* entscheidende Rolle.

Welche Psychotherapien gibt es?

Meine ambulante Therapeutin arbeitet tiefenpsychologisch. Neben der tiefenpsychologisch fundierten Psychotherapie werden in Deutschland momentan zwei weitere Therapieverfahren von den Krankenkassen gezahlt: die Verhaltenstherapie und die analytische Psychotherapie (Psychoanalyse). Wie sinnvoll diese Teilung ist, darüber streiten auch Fachleute. Im Moment sieht es so aus, als würde die systemische Therapie noch hinzukommen.

Neben diesen drei anerkannten Schulen gibt es noch viele, viele weitere Ansätze, Modelle und Einflüsse wie die systemische Therapie, die Gesprächstherapie, das Motivational Interviewing (MI), die DBT, Achtsamkeit und so weiter. Ich stehe aber nicht allein mit meiner Feststellung, dass diese Grenzen sich immer weiter auflösen und verschwimmen. Dass es mittlerweile immer mehr Therapeuten gibt, die Ausbildungen in diversen therapeutischen Richtungen absolviert haben und bei jedem Klienten individuell entscheiden, welche Werkzeuge, Techniken und Ansätze die richtigen sind.

Auch ich habe mich damals bei der Wahl meiner Therapeutin in erster Linie natürlich nach der Verfügbarkeit – bei ihr habe ich einfach einen Termin bekommen – orientiert, in zweiter Linie dann aber danach, ob es bei uns persönlich passt, und mich nicht aufgrund ihrer Schule oder Ausbildung für sie entschieden. Ein Rat, den ich gern weitergeben möchte.

Neben der ambulanten und der stationären Therapie gibt es noch viele weitere Möglichkeiten, vor allem Gruppentherapien (wie meine Skills-Gruppe) und Selbsthilfegruppen. In diesem Bereich etwas Passendes zu finden, kann sich ebenso herausfordernd gestalten wie die Therapeutensuche, es kann sich aber lohnen. In praktisch jeder Stadt gibt es Beratungsstellen, an die man sich wenden kann und die einem erste Anlaufstellen nennen können. Auch Kliniken, andere Betroffene oder der ambulante Therapeut können mitunter Auskunft über Gruppenangebote geben.

Bin ich »krank« genug für eine Therapie?

Eine Frage, der ich immer wieder begegne, ist die Frage, ab wann man denn eigentlich zu einem Therapeuten gehen sollte. Nun, beim Segeln gibt es die Regel, dass man dann reffen – das heißt, die Segelfläche verkleinern – soll, wenn man das erste Mal daran denkt. Wenn man abwartet, ist es rasch zu spät, und der Wind wird schneller stärker, als man darauf reagieren kann.

Das Gleiche gilt auch für die Psychotherapie: Wenn man das erste Mal »Ich bräuchte echt mal jemanden zum Reden« oder »Ich schaff das nicht allein, ich brauche einen Profi« oder irgendeine andere Variation dieses Gedankens im Kopf hat, darf und sollte man sich Hilfe holen. Kein (seriöser) Therapeut wird einen Klienten wegschicken, weil es ihm zu gut geht. Es gibt genug Möglichkeiten und Zeit, um in Ruhe gemeinsam zu schauen, ob und – wenn ja – wie groß der Behandlungsbedarf ist. Und wenn am Ende dabei herauskommt, dass es nur »eine Phase« war, umso besser. Oder nicht?

Auch Therapie kann präventiv eingesetzt werde. Man muss nicht warten, bis es im Kopf schon lichterloh brennt, damit wir uns Unterstützung holen. Und man darf gern auch von Coaching oder Training sprechen, wenn man sich damit wohler fühlt. Manchmal kann ein einziges Gespräch schon ausreichen, damit wir mit einem Problem besser umgehen können. Das muss nicht immer gleich ein Profi, es kann genauso gut der beste Kumpel oder die Schwester sein. Was zählt ist: Je früher und je mehr wir reden, desto mehr können wir Stress und Krankheiten vorbeugen.

Und wenn es aus irgendeinem Grund doch zu einem Termin beim Therapeuten kommt, dann ist das kein Grund, sich zu schämen, keine Schande, keine Schwäche und auch kein Zeichen von Versagen. Im Gegenteil: Es ist ganz schön stark! Und wenn es nach meinem Willen gehen würde, dann wäre das bald nicht nur »normal«, sondern selbstverständlich und kaum mehr der Rede wert. »Puh, ich komm grad von meinem Psychologen. Hat echt wieder richtig gutgetan.« – »Voll cool, ich hab nächste Woche wieder einen Termin. Was es wohl heute in der Kantine zu essen gibt?«

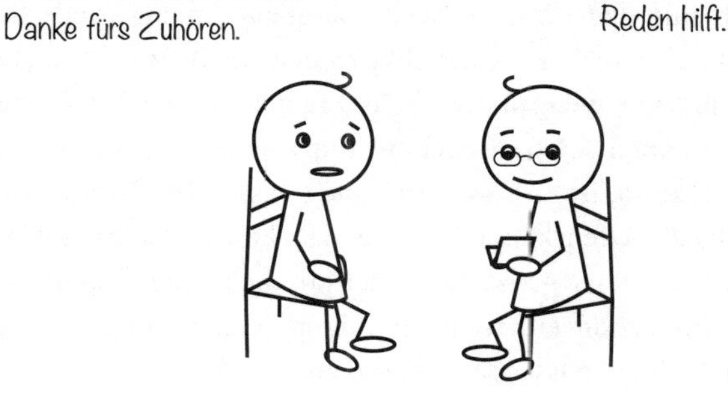
Das tut so gut,
einfach mal drüber zu reden.
Danke fürs Zuhören.
Es stimmt wirklich:
Reden hilft.

Wie findet man einen Therapeuten?

Es gibt diverse Möglichkeiten, wie man es ins Behandlungszimmer eines Profis schafft. Zum einen sind da natürlich Bekannte, Angehörige, Kollegen und Freunde, die eventuell in Behandlung sind und jemanden weiterempfehlen können. So bin ich bei meiner Psychotherapeutin gelandet.

Dann kann man sich an Google wenden und sich im näheren Umkreis auf die Suche machen. Sich durch die Online-Auftritte von Therapeuten, Anbietern und Praxen klicken – vielleicht stimmt bei einer der vielen Webseiten ja das Gefühl. Auf diese Weise bin ich zu meiner Psychiaterin gekommen. Darüber hinaus gibt es im Internet eigene Therapeutensuchmaschinen (zum Beispiel www.therapie.de) und unzählige Foren, auf denen man sich umhören kann.

Etwas »offizieller« kann man auch den Weg über den Hausarzt wählen, der in vielen Fällen sowieso der erste Ansprechpartner ist, wenn es um psychische Probleme geht. Auch die Krankenkassen helfen einem dabei, Therapeuten zu finden, die noch Patienten aufnehmen. Entweder man fragt direkt bei ihnen an oder wählt den Weg über die **Kassenärztlichen Vereinigungen.** Ebenso können Kliniken in der eigenen Stadt eventuell Auskünfte darüber geben, wer im Umkreis empfehlenswert ist.

Spielt Geld keine Rolle, ist man privat versichert oder fühlt man sich mit dem Wort »Psychotherapeut« nicht sonderlich wohl, gibt es noch die Möglichkeit, sich an Berater, Coaches oder Trainer zu wenden. Auch in Ergänzung zur klassischen Therapie können solche Angebote sinnvoll sein. Wenn man es sich leisten kann, ist es besser, für einen passenden Profi, der einem wirklich helfen kann, für eine Zeit lang selbst zu zahlen, bevor man an dieser – und damit der falschen – Stelle spart.

Was aber schon ein wenig mitklingt: Ganz einfach ist die Suche nach einem passenden Therapeuten nicht.

Wie ist die Versorgung in Deutschland?

Trotz all der fähigen Fachleute in unserem Land ist die Situation alles andere als perfekt. Das Gute ist: Psychotherapie wird in Deutschland in den meisten Fällen von der Krankenkasse bezahlt. Das ist nicht so selbstverständlich, wie man vielleicht denken könnte. In vielen anderen (europäischen) Ländern müssen die Leute sie komplett selbst zahlen. Also schon einmal eine tolle Grundvoraussetzung.

Das Schlechte: Momentan wartet man als Patient drei bis zwölf Monate auf einen freien Therapieplatz. Hat man dann endlich eine probatorische Sitzung ergattert, hält einen allein der anstrengende Prozess der Suche davon ab, den Therapeuten nochmal zu wechseln. Aber genau deswegen betone ich das. Ich kann verstehen, dass Betroffene lieber einen unpassenden Profi an der Seite haben wollen als niemanden. Dieser Teil wird einem nicht gerade leicht gemacht. Aber aus eigener Erfahrung kann ich sagen: Es lohnt sich, so lange zu suchen, bis es wirklich passt.

Dass die Versorgungssituation so angespannt ist, liegt entgegen der landläufigen Meinung nicht etwa daran, dass es zu wenige Therapeuten gibt. Sondern daran, dass es zu wenige Kassenplätze gibt. Kassenplatz heißt: Dieser Therapeut darf seine Leistungen bei den Krankenkassen abrechnen. Die Alternative sind Privatpraxen. Dort zahlen die Patienten die Behandlung aus eigener Tasche. Was ein Großteil der Bevölkerung sich einfach nicht leisten kann. Sie sind auf einen Therapeuten mit Kassenzulassung angewiesen.

Es gäbe heute genug ausgebildete Absolventen, die gerne Patienten behandeln möchten. Ihnen bleibt aber oft nur der Weg in die Privatpraxis, es sei denn, sie ergattern einen (halben) Kassensitz. Weil ein Therapeut vielleicht in den Ruhestand geht oder so viel anderes nebenbei macht, dass er nur noch den halben Sitz bedienen möchte oder kann.

Dass wir in diesem Dilemma stecken, verdanken wir einer Momentaufnahme im Jahr 1999, als erfasst wurde, wie viele Therapeuten in welchen Regionen tätig sind. Das Ergebnis wurde dazu benutzt, den Bedarf festzulegen. Diese Erfassung war methodisch, aber erstens eher zweifelhaft und zweitens wurde nicht berücksichtigt, dass sie vielleicht nichts mit dem wirklichen Bedarf zu tun hat.

Man sollte sich also leider darauf gefasst machen, dass es trotz neuerer gesetzlicher Regelungen, laut denen jeder Therapeut eine gewisse Anzahl an Stunden für neue Patienten frei halten muss, etwas dauern kann, bis man einen Platz gefunden hat.

Ist es der Richtige?

Um herauszufinden, ob eine Therapie sinnvoll oder ratsam ist, gibt es die sogenannten **probatorischen Sitzungen** – zwei bis vier Termine à 50 Minuten, die dazu dienen, den individuellen Bedarf zu ermitteln. Beide Seiten können sich kennenlernen und im Gespräch sicherstellen, dass eine Zusammenarbeit vorstellbar ist, wenn die Empfehlung in Richtung Therapie geht. Und das gilt, wie gesagt, für beide Seiten: Nicht nur der Patient muss sich beim Profi wohlfühlen, sondern auch der Profi muss sich mit dem Patienten wohlfühlen.

Und es muss wirklich passen. Eine Therapie ist nicht immer leicht und schön. Sondern es kann auch hart und unangenehm werden. Wenn man dann ein Gegenüber hat, dem man sich nicht wirklich öffnen kann, kann das wirklich zum Problem werden.

Ist eine dauerhafte Zusammenarbeit für beide Seiten vorstellbar und sieht der Therapeut einen »Grund« für die Behandlung, wird er bei der Krankenkasse einen Antrag stellen. Je nach Fall genehmigt diese dann eine bestimmte Anzahl an Therapiestunden. Meistens werden zwischen 25 und 50 Stunden bewilligt.

Wer macht was? Psychologe, Psychiater, Psychotherapeut & Co.

Klingt kompliziert, ist es auch – ein bisschen zumindest. Aber schon weniger, wenn man sich die etwas ausführlicheren Berufsbezeichnungen **psychologischer Psychotherapeut und ärztlicher Psychotherapeut** anschaut.

Ein Psychologe studiert Psychologie an der Universität und kann sich nach seinem Abschluss für eine Karriere in der Forschung, der freien Wirtschaft oder eben als Therapeut entscheiden. Um der letzteren nachgehen zu können, braucht es zusätzlich zum Studium noch eine mehrjährige Therapeutenausbildung. Auch wer Pädagogik studiert hat, kann nach dieser Ausbildung als Therapeut arbeiten.

Ein Psychiater wiederum hat Medizin studiert und sich dann für die *Fachrichtung Psychiatrie und Psychotherapie* entschieden. Auch sie können nach ihrem Studium und einer entsprechenden Zusatzausbildung als Psychotherapeuten arbeiten. Andere medizinische Fachrichtungen, die einem immer wieder begegnen, sind zum Beispiel die **Neurologie** und die **Psychosomatische Medizin und Psychotherapie.** Nur wer vor seiner Arbeit als Therapeut Medizin studiert hat, darf Medikamente verschreiben, Psychologen dürfen das nicht.

In einem besonderen Rahmen ist die Versorgung und Behandlung von Kindern und Jugendlichen geregelt. Dafür gibt es eigene Ausbildungen und Studiengänge.

Ebenso ist es möglich, als Heilpraktiker mit einer entsprechenden Ausbildung psychotherapeutisch tätig zu werden. Auch diese Bezeichnung ist – ebenso wie alle anderen, die hier aufgeführt sind – gesetzlich geschützt. Heilpraktiker sind aber die einzige Gruppe, die nicht von den Kassen bezahlt wird, sondern aus eigener Tasche finanziert werden muss.

Darüber hinaus gibt es natürlich noch viele weitere Fachleute, die einem dabei helfen können, mit psychischen Problemen umzugehen. Das können der Akupunkteur, der Ergotherapeut, ein Mental Trainer oder auch ein Coach oder Berater sein. Wichtiger als die Berufsbezeichnung oder Ausbildung ist, dass es etwas bringt, dass derjenige einem helfen kann – dann ist es am Ende wirklich egal, was auf der Visitenkarte steht.

Das »Problem« an der letzten Gruppe besteht hauptsächlich darin, dass einige dieser Berufsbilder nicht gesetzlich geregelt, sie nicht geschützt sind. Im Grunde kann sich jeder Coach nennen, egal, ob er eine Ahnung vom Coaching hat oder nicht. Und ja, es gibt hier durchaus Menschen, die mit dem Leid, der Not anderer Schindluder betreiben, Menschen um ihr Geld bringen, leere Versprechungen machen und/oder die Situation sogar verschlimmern. Davor schützt aber auch ein anerkannter Titel nicht: Der erste Therapeut (mit Kassenzulassung), bei dem ich saß, wäre in jedem Fall auch schädlich für meine Psyche gewesen, wäre ich weiter zu ihm gegangen.

Wie erkenne ich einen guten Therapeuten?

Womit wir auch schon beim nächsten Punkt sind: Wenn man noch nie bei einem Therapeuten saß, weiß man nicht, ob sich das Gespräch vielleicht »so gehört«, ob die Aussagen des Profis »normal« sind. Man hat keinen Richtwert, keine Vergleichsmöglichkeit. Und so bin auch ich mehrere Male zu diesem ersten Therapeuten gegangen, bis ich mich getraut habe, die Behandlung abzubrechen. Heute weiß ich, dass ich schon während oder nach der ersten Sitzung hätte sagen können, dass es für mich nicht passt.

Grundvoraussetzung für eine erfolgreiche Zusammenarbeit ist, wie schon gesagt, die gemeinsame Wellenlänge. Darüber hinaus gibt es ein paar Merkmale, an denen man einen guten Therapeuten erkennt und an denen man sich im Zweifelsfall orientieren kann. Neben der fachlichen Kompetenz sind dies Dinge wie Strukturiertheit, Interesse (er weiß, was letztes Mal besprochen wurde), Transparenz (mir wird erklärt, warum wir wann was und wie machen), eine ausführliche Anamnese (Fragen zur Person, zur Geschichte und Erkrankung), ausreichend Zeit, Fokussierung auf den Patienten und Aussagen zur Frage, wie die Therapiezeit verwendet wird.

Es kann natürlich auch sein, dass ich mich bei einem Therapeuten rundum wohlfühle, er mir aber beim vorliegenden Problem trotzdem nicht helfen kann. Weil ich vielleicht eher jemanden bräuchte, der mich mehr fordert oder der mit einer anderen Methode arbeitet. Wenn sich nach 10 bis 20 Sitzungen noch nichts wirklich geändert oder gebessert hat, kann das natürlich an der Erkrankung oder am Patienten liegen, man darf sich aber auch die Frage stellen, ob es wirklich der richtige Fachmann oder die richtige Fachfrau für einen ist.

Wie lange dauert eine Therapie?

Was die Dauer der Therapie betrifft, kommt es wieder sehr auf den Einzelfall an. Zwischen »sechs Monaten stationäre Langzeittherapie« bis zu »zweimal im Quartal« kann alles dabei sein. Handelt es sich um eine ambulante Therapie, trifft man sich durchschnittlich einmal pro Woche. Auch zwei Termine pro Woche, alle zwei Wochen ein Doppeltermin oder andere Kombinationen sind möglich.

Die Krankenkassen zahlen, wie gesagt, meist zwischen 25 und 50 Sitzungen. Je nach Taktung ist man damit eine Weile versorgt. Gehen diese genehmigten Leistungen dem Ende zu, so sollte der Therapeut den Patienten darüber informieren und gemeinsam mit ihm besprechen, wie es weitergeht. Ob man die gemeinsame Zeit zum Abschluss bringt oder ob der Therapeut einen Folgeantrag stellen soll.

Und wie merke ich, dass ich nicht mehr krank bin?

Diese Frage ist wohl ebenso spannend wie die Ausgangsfrage des Kapitels. Und als Erstes lautet meine Antwort: Psychische Krankheiten sind häufig behandel-, aber nicht heilbar. In den meisten Fällen geht es um Themen, die einen den Rest des Lebens begleiten werden. Vielleicht irgendwann weniger, kaum noch spürbar. Aber so wie ein Mensch mit Alkoholproblem mit der Entscheidung für die Abstinenz ein Leben lang keinen Schluck trinken darf, so wird das Thema *Essen* mit einer überwundenen Essstörung immer problematisch bleiben.

Manche Menschen haben das Glück, nur eine einzige depressive Episode zu erleben. Bei anderen liegen Jahre zwischen den einzelnen Phasen. Ich glaube, in solchen Fällen von dauerhaft krank zu sprechen, ist nicht der richtige Weg. Was aber bleibt, auch nachdem eine Krise überwunden, eine Episode vorüber ist, ist das Bewusstsein. Man ist sensibler, achtet vielleicht mehr auf Kleinigkeiten, ist sozusagen vorgewarnt.

Ich bin heute stabil, habe meine Borderline mehr im Griff als sie mich, es geht mir an den meisten Tagen besser als meiner Depression, und ich habe Mr. A. die Kontrolle über mein Leben entrissen. Aber ich weiß auch, wie schnell ich wieder abrutschen kann. Ich bin »immer wachsam«, um es mit den Worten von Alastor Moody aus Harry Potter zu sagen.

Allerlei Helfer

Auch abseits der »klassischen« Psychotherapie gibt es einiges, was wir für unsere Köpfe tun können. Was uns dabei hilft, anders, besser mit einer Krankheit, mit Problemen, mit Stress umzugehen. Hier eine Liste an Dingen, die mir persönlich geholfen haben und immer noch helfen:

Ein Name

Einen Namen für das Problem zu haben, hat, wie schon beschrieben, nicht nur mir enorm geholfen. Bei all den Nachteilen, die Diagnosen mit sich bringen, war dies – nach der Erkenntnis, es nicht allein zu schaffen –, mit der entscheidendste Schritt für mich. Weil ich nicht mehr im Dunkeln herumstochern musste, sondern gezielt suchen konnte. Weil es hilft zu wissen, woran man ist, was da in einem passiert. Und weil das wiederum dabei hilft, die richtigen Schritte, die richtigen Maßnahmen zu erkennen und einzuleiten.

Auch wenn man nicht von einer psychischen Erkrankung betroffen ist, ist es generell hilfreich, bei Problemen einen Schritt zurückzutreten und sich die Situation einmal aus einer gesunden Entfernung anzusehen. Nicht vor lauter Stress in hektischen Aktivismus zu verfallen, sondern sich das vorliegende Problem erstmal bewusst zu machen, ihm einen Namen zu geben, kann schon der erste Schritt zur Lösung sein.

Information

Je mehr ich über (m)eine Krankheit weiß, desto besser kann ich mit ihr umgehen, desto adäquater kann ich reagieren. Ohne es zu wissen, war schon der Kauf meines ersten Borderline-Buches eine psychoedukative Maßnahme. Hintergründe, Mechanismen, Studienergebnisse – auch wenn ich vielleicht nicht direkt von diesem Wissen profitiert habe, so habe ich im Lauf der Zeit doch immer besser verstanden, warum ich so ticke, wie ich ticke. Es hat mir auch dabei geholfen, in manchen Fällen zwischen mir und der Krankheit zu differenzieren.

Austausch

Sehr hilfreich ist es außerdem, nicht nur darüber zu lesen, sondern auch von anderen Betroffenen zu hören, wie sich die

Krankheit für sie anfühlt, welche Erfahrungen sie gemacht haben, welche Erkenntnisse sie gewonnen, welche Probleme und Strategien sie haben. Einfach nur zu merken, dass ich nicht allein damit bin, nicht allein kämpfe, sondern dass es da Menschen gibt, die Ähnliches durchgemacht haben. Egal, ob psychische Krankheit oder nicht, Erfahrungen teilen zu können mit jemandem, der weiß. wovon man redet, tut fast immer gut.

Ob es um die Liebe zu einer Insel in Thailand, die Leidenschaft für einen Fußballverein oder eben das Schicksal einer psychischen Erkrankung geht – die Grundlage ist da, man muss nicht von vorn anfangen und alles erklären. Sondern kann einfach loslegen. Und das tut einfach manchmal verdammt gut. Der Ausspruch **Reden hilft – zuhören auch** fasst das ganz gut zusammen. Mittlerweile weiß man, wie hilfreich es für Menschen ist, die Dinge auszusprechen. Dass wir uns manchmal erst selbst reden hören müssen, um zu erfahren, was eigentlich los ist. Wer redet, der sortiert.

Auch der Austausch ist eine Form der Psychoedukation. Mittlerweile beschäftige ich mich schon einige Jahre mit psychischen Krankheiten, ob im Studium oder in meinem eigenen Leben. Und doch lerne ich gerade beim Borderline-Trialog jedes Mal etwas dazu. Höre etwas Neues, verstehe wieder ein wenig mehr. Es hört quasi niemals auf.

Ein **Trialog** ist eine Veranstaltung, bei der Betroffene, Angehörige und Fachleute zusammenkommen und sich auf Augenhöhe austauschen. Für mich stellt das eine sehr gelungene und gewinnbringende Erfindung dar, haben mir persönlich die »klassischen« Selbsthilfegruppen doch eher wenig zugesagt. Beim Trialog hingegen gefällt mir das Zusammenbringen der verschiedenen Perspektiven, die Mischung der Gruppe und auch, dass es in München nur acht Mal im Jahr stattfindet und nicht wöchentlich. Mittlerweile gibt es in vielen deutschen Städten Borderline-

Trialoge, alle zu finden unter www.borderline-trialog.de. Auch das Psychose-Seminar arbeitet trialogisch, genau wie immer mehr Organisationen und Verbände auf dem Gebiet.

Freunde & Familie

Vor kurzem habe ich von einer großartigen Idee gehört: Zahlreiche Freunde einer psychisch erkrankten jungen Frau haben jeweils eine Sprachnachricht aufgenommen, in der sie ihr sagen, was sie an ihr toll finden, oder ihr von einem lustigen, schönen, gemeinsamen Erlebnis erzählen. Diese Dateien hat die Betroffene nun immer griffbereit; wenn die dunklen Gedanken in ihrem Kopf lauter werden, die Depression ihr einredet, sie sei nichts wert, dann kann sie sie der Reihe nach aufrufen. Genauso können Fotos von schönen Momenten mit lieben Menschen einem in der Krise zeigen, dass man trotz all dieser Gedanken nicht allein ist. Dass das Leben auch anders aussehen kann.

Dazu kommen natürlich noch all die Unterstützung und »Hilfe bei der Hilfe«, die Angehörige leisten können. Aber aus Sicht der Betroffenen sind es wohl vor allem diese kleinen Reminder, diese kurzen Lichtblicke, die einen dabei unterstützen, im Loch nicht vollständig den Verstand zu verlieren.

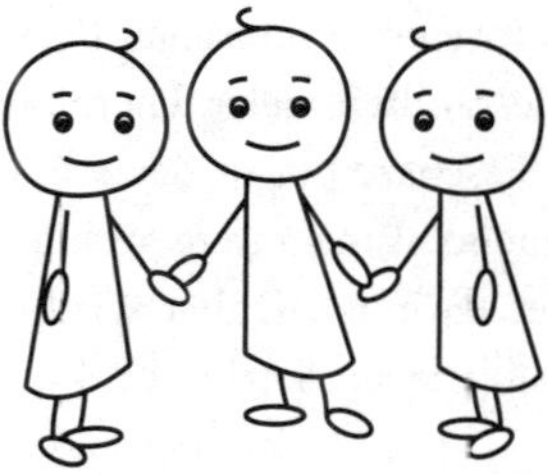

In einer Krise um Hilfe zu fragen, kann enorm schwer sein, im Zweifelsfall zieht man sich eher zurück, weil die Krankheit einem permanent einredet, dass einen sowieso keiner mag. Es ist so wichtig, ein Umfeld zu haben, das diesem Teil der Krankheit etwas entgegensetzt, indem sich diese Menschen immer wieder erkundigen, Nachrichten schreiben oder den Betroffenen auch mal zu seinem Glück zwingen, indem sie ihn ablenken – oder einfach da sind, auch schweigend. Damit die Möglichkeit besteht, über die Krankheit zu reden, was aber auch nicht sein muss. Und dem anderen die Möglichkeit zu bieten, genau so zu sein, wie er gerade ist, ihm zu helfen, den Mut nicht zu verlieren, verstehen zu wollen, was los ist, was dem Betroffenen hilft, sich selbst zu verstehen.

Routine und Struktur

Routine und Struktur sind mittlerweile fester Bestandteil meines Lebens. Und das bedeutet nicht, dass da kein Platz wäre für Spontaneität, Abenteuer oder verrückte Borderline-Impulse. Was diese beiden Sachen mir – und meinem Kopf – bieten, ist eine Art Rahmen, an dem ich mich festhalten kann. Wenn meine Gedanken und Gefühle mich mal wieder hin- und herwerfen, wenn die Reize zu viel, die Anspannung zu groß, der Sog der Dunkelheit zu stark wird, dann kann ich auf meinen Tagesplan schauen und sehe, was als Nächstes dran ist. Keine Lücken, kein Leerlauf. Pausen und Entspannung, Erholung wird genauso geplant wie Sport, Therapie, Arbeit und Arzttermine.

Weil Struktur bei vielen psychischen Problemen helfen kann, ist sie auch fester Bestandteil vieler Therapien. Für viele Patienten sind die festen Essenszeiten in der Klinik ungewohnt, neu, aber auch entspannend. Eine Frage weniger, mit der sich der Kopf auseinandersetzen muss. Daher wird sowohl im stationären wie auch im ambulanten Setting geübt, wie man sich selbst Struktur gibt.

Konkret sieht das so aus, dass ich mich jedes Wochenende hinsetze und schaue, was in der folgenden Woche ansteht. Gibt es noch viele Lücken, kann ich Termine und Aufgaben planen? Oder steht da schon so viel, dass ich mich eher um Ruhe und Erholung kümmern muss? Welche To-dos sind die Woche über geplant, was möchte oder muss ich erledigen? Das ist der grobe Plan. Zusätzlich setze ich mich abends hin und plane kurz den nächsten Tag. Hier wird dann genauer eingeteilt, etwa in einer Halbe-Stunde-Taktung. Und es wird wirklich alles geplant, vom Essen, Duschen und Laufen über das Schreiben, Lesen und Faulenzen bis zu Fahrten, Verabredungen und Instagram. Auch mein eigener Akkustand wird berücksichtigt. Nach einem anstrengenden Tag darf der nächste etwas ruhiger angegangen werden, nach einem eher fordernden Termin wird Zeit zum »Runterkommen«, Sich-Sammeln und Verarbeiten eingeplant. Ich habe das Glück, mich selbst recht gut einschätzen zu können. Wie lange brauche ich für eine gewisse Aufgabe? Wie viel Zeit am Stück kann ich arbeiten? Und so weiter.

Der andere Teil, die Routine, findet vor allem morgens statt und ist besonders wichtig in Bezug auf die Depression und die Grundanspannung. Ich stehe jeden Morgen auf, mache Sport (Laufen oder Krafttraining), übe Yoga und meditiere. Je nach Zeitfenster kann diese Routine nur 15 Minuten oder auch einmal zweieinhalb Stunden dauern. Mittlerweile ist sie so fest verankert, dass der Körper fast schon automatisch damit beginnt. Und darum geht es auch – denn mit das Schwierigste für mich in depressiven Phasen ist das Aufstehen, das Loslegen, das In-den-Tag-kommen. Bevor der Kopf noch groß Zeit hat, sich über das »Warum?« Gedanken zu machen, ist der Körper schon auf dem Weg. Mache ich einmal keine **Morgenroutine,** so habe ich entweder einen richtig guten Grund dafür. Oder die Depression und ihre Dunkelheit sind im Anmarsch.

Ich würde sagen, dass ich an circa 95 Prozent der Tage meine Morgenroutine ausführe und mit einer Struktur arbeite. Das heißt? Richtig, an etwa fünf Prozent der Tage tue ich es nicht. Der große Unterschied zu früher ist, dass das auch *mal* okay ist. Dass ein Tag ohne Struktur und Routine nicht heißen muss, dass alles egal ist und ich quasi sofort ins Loch verschwinden kann. Ich schaue mir an, warum das geschehen ist, und gestehe mir selber zu, nicht perfekt zu sein. Nur weil ich einen Tag kein Yoga gemacht habe, heißt das nicht, dass ich sofort rückfällig werden muss. Was es lange Zeit tatsächlich bedeutet hätte.

Positiv-Tagebuch & Gratitude

Teil meiner abendlichen und morgendlichen Routine ist, dass ich mir jeden Abend und jeden Morgen drei Sachen notiere, für die ich dankbar bin. Das können »Selbstverständlichkeiten« sein wie Leitungswasser, Kleidung, ein Dach über dem Kopf, mein Körper, ein lieber Mensch, ein besonderer Moment, ein leckerer Kaffee, ein zufälliges Lächeln im Bus oder die drei grünen Ampeln auf dem Heimweg mit dem Fahrrad.

Die Wissenschaft hat gezeigt, dass schon diese kleine Übung große Wirkung haben kann. Wer sie über einen Zeitraum von wenigen Wochen praktiziert, dem wird auffallen, dass der Blick auf die Welt insgesamt ein wenig positiver wird. Dass es sich besser schlafen lässt, wenn man abends auf diese Weise den Tag reflektiert hat.

Für diese Form der Dankbarkeit – auf Englisch und in den sozialen Medien oft als Gratitude bezeichnet – gibt es inzwischen zahlreiche Bücher, Kalender, Planer und natürlich auch Apps, die einem dabei helfen, all die schönen Dinge festzuhalten.

Ruhe – Stille – Pausen

Bei der Struktur und auch früher im Buch habe ich schon erwähnt, wie wichtig Ruhe, Stille und Pausen für unsere Köpfe sind. Bei einem TED-Talk neulich habe ich mal wieder gehört, dass pro Sekunde etwa elf Millionen Reize auf uns einprasseln. Davon nehmen wir zwar nur knapp 40 bewusst war, aber auch alle anderen wollen verarbeitet werden – im Hintergrund. Dem Kopf hin und wieder kurz eine Chance geben, hinterherzukommen, sich zu erholen und wieder zu sammeln – dafür braucht es eine Pause vom ganzen Lärm.

Ein Arzt vom Klinikum Rechts der Isar in München, mit dem ich einmal gemeinsam bei einer Podiumsdiskussion auf der Bühne saß, spricht in diesem Zusammenhang gern vom **aktiven Langweilen.** Ob man die Decke anstarrt oder der Waschmaschine beim Schleudern zusieht – auch dann prasseln weiterhin Reize auf uns ein. Im Gegensatz zum Radiomoderatoren oder Facebook-Feed sind diese aber noch verhältnismäßig leicht zu verarbeiten. Und somit Erholung für unseren Körper.

Kein Profisportler steht pausenlos auf dem Platz, kein Profimusiker spielt endlos auf seinem Instrument – in jedem Bereich ist uns klar, dass es Pausen, Zeit zur Regeneration braucht. Haben wir unseren Muskeln zu viel zugemutet, so können sie uns das zeigen, und wir sind – meistens jedenfalls – für eine gewisse Zeit nett zu ihnen. Auch das Gehirn sendet Signale, wenn es ihm zu viel wird. Diese übertönen wir aber nur zu gern und zu fleißig mit immer mehr Reizen, so dass es am Ende oft körperliche Schmerzen, Rückenprobleme oder Migräne sind, die uns doch zur Ruhe zwingen.

Ein guter Anhaltspunkt, um sich ein Bild davon zu machen, wie es um die eigene psychische Gesundheit bestellt ist, ist meiner Meinung nach die Frage an sich selbst, ob man solche Pausen überhaupt noch aushalten kann. Ob es einem möglich ist, ohne Fernseher einzuschlafen, einfach nur 15 Minuten auf der Couch zu sitzen, ohne Ablenkung. Wem allein das schon Angst macht, der darf gern nochmal zum Abschnitt »Wie finde ich einen Therapeuten« zurückblättern.

Soziale Medien

Nein, Sie haben sich nicht verlesen, auch die sozialen Medien können Unterstützung bieten. Sicherlich verteufeln manche Menschen die sozialen Medien in Bezug auf psychische Erkrankungen. Ganz »dialektisch« habe ich aber inzwischen gelernt, dass die Wahrheit meistens nicht an den Eckpunkten einer Skala liegt, sondern irgendwo dazwischen. Meistens ziemlich genau in der Mitte. So verteufle ich die sozialen Medien nicht, werde sie aber trotz ihrer positiven Aspekte auch nicht lobpreisen.

Es gibt Webseiten, Apps und Foren, die einem in Krisenzeiten tatsächlich helfen können; es gibt Seiten, auf denen man sich informieren kann; man kann dort einen anderen Umgang mit der Krankheit ausprobieren, kann sich vorsichtig daran gewöhnen, sich zu bekennen.

Durch meine Blogartikel war eine ganz andere, eine ganz neue Art und Weise der Kommunikation mit meinem Umfeld, vor allem meiner Familie, möglich. Manches, was ich dort geschrieben habe, könnte ich in einem Gespräch einfach niemals so sagen. Jetzt aber können die Leute lesen, wie es mir geht – und mir dann Fragen stellen, die ich beantworten kann.

Mir haben mein Blog, mein Instagram-Account und generell die Aktivität in den sozialen Medien verdammt gutgetan. Weil ich dort Gleichgesinnte gefunden habe, tolle Tipps und Anregungen bekommen habe, und Unterstützung und Dankbarkeit erfahren durfte.

Und genauso kann es hilfreich sein, gerade in Krisenzeiten bewusst aufs Handy zu verzichten. Weil man dann noch anfälliger ist für die permanente Vergleichsoption, die Lethargie, die das endlose Scrollen durch Feeds mit sich bringen kann, und das Gefühl der Unzufriedenheit, das sich so gerne nach einer gewissen Zeit einstellt. Es kann eine Lösung sein, für eine kurze Zeit Apps zu löschen, die Nutzung zeitlich zu begrenzen, sich feste Regeln zu setzen, damit wir die negativen Auswirkungen, die Social Media auf uns haben kann, nicht noch zusätzlich bewältigen müssen.

Kreativität

Für mich ist es das Schreiben, das mir erlaubt, mich auszudrücken. Anderen hilft malen, musizieren, fotografieren, tanzen, Theaterspielen, töpfern, häkeln. Etwas zu finden, bei dem man loslassen, etwas herauslassen und verarbeiten kann, ist unbezahlbar wertvoll.

Engagement

Mein Engagement, meine Aufklärungsarbeit und besonders die Schulprojekte helfen mir. Was früher meine größte Schwäche war, nutze ich heute für mich. Mache mich stark für alle Betroffenen, die (noch) nicht sprechen können, öffne mit meiner Geschichte Türen, helfe anderen dabei zu reden, mache Mut, beziehe Position, bin Ansprech- und Kooperationspartner.

Zwei Stunden vor 30 Schülern die eigene Geschichte wieder und wieder zu erzählen, kann anstrengend sein. Aber die Blicke, das Interesse, die Dankbarkeit, die Offenheit, die Ehrlichkeit und die Reaktionen der Schüler machen all diese Anstrengungen in hohem Maße wett. Zu wissen, dass man vielleicht gerade einem Schüler Jahre geschenkt hat, die man selbst verloren hat, weil niemand über psychische Krankheiten gesprochen hat, ist besser als jede Bezahlung – die bei diesen Projekten übrigens noch nicht der Rede wert ist. Man muss schon ein bisschen idealistisch unterwegs sein, das gebe ich gern zu.

Bewegung

Ich spreche mit Absicht nicht von »Laufen« oder »Sport«, sondern einfach von Bewegung. Denn auch wenn es für mich das Laufen, Yoga, Krafttraining, Fahrradfahren und Bergsteigen ist, was mich gesund erhält, so kann für jemand anderen Basketball, Schlittschuhlaufen, Golf oder einfach der Spaziergang am Sonntagnachmittag die Bewegung der Wahl darstellen.

Dass es einen Zusammenhang zwischen körperlicher Aktivität und psychischer Verfassung gibt, ist kein Geheimnis mehr. Es gibt mittlerweile zahlreiche Studien, die belegen, dass Laufen bei leichten bis mittleren Depressionen ebenso wirksam ist wie Antidepressiva. Das heißt nicht, dass Bewegung eine Therapie ersetzen kann. Aber in Kombination und vor allem auch zur Prävention wird ihr meiner Meinung nach noch zu wenig Beachtung geschenkt.

Patienten dazu ermuntern, mehrmals die Woche körperlich aktiv zu werden, wäre ein guter Anfang. In Hamburg gab es zwar eine »Bewegungsgruppe«, sie fiel aber ziemlich häufig aus, fand nur einmal die Woche und dann auch nur mit mäßiger Motivation der Behandler statt. Es geht darum, Spaß an der Bewegung zu haben, den Sport oder die Tätigkeit zu finden, die einem liegen. Therapeuten und Angehörige können bei der Suche helfen, Angebote heraussuchen, Trainingszeiten ermitteln oder auch mitgehen.

Meine Hauptsportarten sind Laufen und Yoga. Darüber hinaus praktiziere ich regelmäßig Krafttraining, fahre viel Fahrrad, erklimme, so oft es geht, Berge und schaue, dass ich mich generell im Alltag viel bewege – und wenn es nur der Spaziergang zum Briefkasten ist. Und ja, ich habe auch eine Uhr mit Schrittzähler, die mich jeden Tag aufs Neue motiviert, mein Ziel von 12000 Schritten zu erreichen.

Nicht immer ist es leicht, sich aufzuraffen. Vor allem, wenn das Wetter mies, die Depression kugelrund und die Anspannung hoch ist. Aber ich kann sagen: Nie gab es eine Aktivität, nach deren Durchführung ich mich schlechter gefühlt hätte. Im Gegenteil stelle ich jedes Mal wieder fest, wie immens gut es tut.

Tageslicht

Dank meines Lauftrainings und meiner anderen Aktivitäten habe ich meist keine Probleme, genügend Tageslicht abzubekommen. Wie wichtig es nicht nur für unseren Körper, sondern auch für unseren Kopf ist, ist mittlerweile gut erforscht. An dieser Stelle muss ich auf die umfangreiche Literatur verweisen, die die Wirkung von UV-Strahlen auf unseren Körper beschreibt. Wichtig in diesem Zusammenhang ist mir zu betonen, wie positiv sich Tageslicht aufs Gemüt auswirkt und wie es die Laune verbessert. Dafür brauchen wir nicht einmal strahlenden Sonnenschein – auch bei bewölktem Himmel funktioniert das. Drauf zu achten, regelmäßig nach draußen zu gehen, wenn auch nur für eine halbe Stunde, kann einen enormen Effekt auf uns haben.

Natur

Dasselbe gilt für Aufenthalte in der Natur. Auch hier geht es nicht darum, die höchsten Berge zu erklimmen oder durch den tiefsten Dschungel zu marschieren. Der Spaziergang durch den Stadtpark, eine Runde am Fluss oder eine Tour durch den nahegelegenen Wald reichen schon.

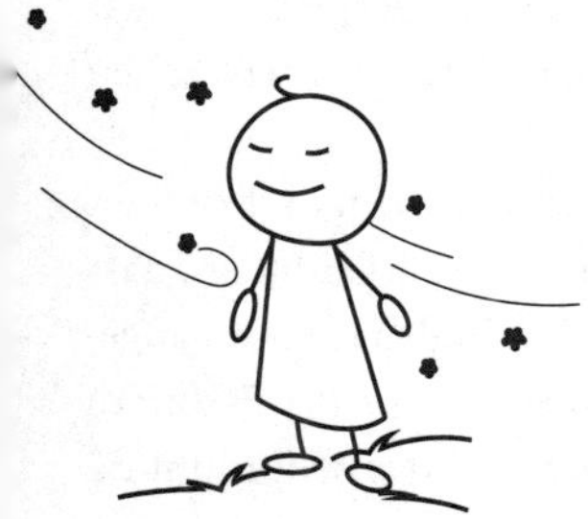

Es gibt mittlerweile sogar eigene Waldtherapien, bei denen man mit einem Therapeuten zwischen den Bäumen umherspaziert. Aber das geht natürlich auch allein. Die Luft, die Ruhe, die durch die Luft schwebenden Teilchen, die vom Grün dort abgegeben werden, haben nachweislich eine positive Wirkung. Und natürlich die Bewegung – all das wirkt durch unsere Körper auf unsere Köpfe ein. Als Münchnerin kann ich mich mehr als glücklich schätzen, direkt vor der Haustür einen riesigen Park wie den Englischen Garten, die Isar mit ihren Auen und natürlich die Berge in der Nähe zu haben. Besonders dort kann ich enorm gut Kraft tanken. Der Ausblick, die Weite, das Gefühl, aus eigener Kraft einen Gipfel zu erklimmen, die Einfachheit und die Ruhe sind für mich mittlerweile unbezahlbar geworden – für mich, die vor sieben Jahren nicht einmal wusste, wie man Berge schreibt, und schon bei 100 Höhenmetern geflucht hat wie ein Rohrspatz.

Schlaf

Ich nehme an, es wird niemanden überraschen, dass auch der Schlaf einen großen Einfluss auf unsere (psychische) Gesundheit hat. Bekommen wir genug davon, ist unser Akku einfach praller gefüllt, wir sind widerstandsfähiger und besser für das Leben mit all seinen Herausforderungen gewappnet.

Ebenso wichtig wie die Dauer ist aber auch die Routine. In diesem Zusammenhang liest man immer wieder von **Schlafhygiene:** regelmäßige Zeiten, zu denen ins Bett gegangen und aufgestanden wird, Einschlafrituale (Abendroutine), kein Fernseher im Schlafzimmer, kein Smartphone in den zwei Stunden vor dem Schlafengehen, kein Alkohol, kein schweres Essen und möglichst niedrige Temperaturen – das sind nur ein paar Beispiele, wie wir unserem Körper dabei helfen können, das Beste aus dem Schlaf herauszuholen.

Und auch hier kann das »Beste« bei jedem wieder sehr unterschiedlich aussehen. Ich habe mittlerweile herausgefunden, dass ich einfach acht Stunden Schlaf brauche, und habe mir angewöhnt, diesen an den meisten Tagen von 23 Uhr bis 7 Uhr zu bekommen. Die Abendroutine beginnt allerdings schon um 22

Uhr, so stimme ich meinen Kopf auf die bevorstehende Ruhe ein und helfe ihm abzuschalten. Im Schlafzimmer gibt es keinen Fernseher und Handyverbot – das darf nur in Ausnahmefällen mit hinein.

Essen & Trinken
Natürlich beeinflussen wir unsere körperliche und geistige Gesundheit auch durch das, was wir zu uns nehmen, welchen Treibstoff wir unserem Körper zur Verfügung stellen. Besonders der Zusammenhang zwischen Fast Food und Depressionen ist immer wieder untersucht worden. Ich erzähle niemandem etwas Neues, wenn ich schreibe, dass Alkohol, Zucker, verarbeitete Nahrungsmittel und sehr viel Fleisch nicht so ideal sind wie Gemüse und Obst und ausreichend zu trinken. Wie bei so vielem liegt für mich die (persönliche) Wahrheit irgendwo in der Mitte: Ab und zu Tiefkühl-Pizza, Schokolade und eine Cola schaden mir nicht, wenn ich sonst zu 80 Prozent drauf achte, was ich durch meinen Mund lasse.

Besonderes Augenmerk sei hier noch einmal auf den Alkohol gelegt: Welchen Einfluss dieser auf unsere Köpfe haben kann, weiß ich aus eigener Erfahrung. Und auch, dass ich nicht allein damit war, ihn zur Entspannung oder Belohnung und aus Gewohnheit zu konsumieren. Funktioniert auch alles wunderbar – leider aber immer nur kurzfristig. Dauerhaft ist und bleibt Alkohol ein Nervengift, mit dem wir unserem Körper zusätzliche Arbeit aufbürden, die er dann für andere Prozesse nicht mehr zur Verfügung hat. Vor allem die Schlafqualität leidet unter dem Konsum. Es dauert über einen Monat, bis Alkohol vollständig abgebaut ist.

Medikamente

Ich habe mich lange mit der Aussage »Laufen ist mein Antidepressivum« gegen die Einnahme von Medikamenten gewehrt. Dies lag vor allem daran, dass man allerorten praktisch nur Schauergeschichten über Psychopharmaka zu hören bekommt. Von veränderter Persönlichkeit, Gewichtszunahme bis hin zu schlechter Haut und dem Gefühl, »in Watte gepackt« zu sein. Ich wollte nicht, dass da irgendetwas in meinem Gehirn herumfuchtelte, ohne genau zu verstehen, was es auf welche Art und Weise dort veränderte.

Geändert hat sich das erst, als ich im Frühjahr 2017 noch einmal ein so tiefes Loch erlebte – trotz Therapie und vermeintlicher Stabilität –, dass ich mich wegen akuter Suizidalität selbst mit dem Rettungswagen in die Klinik fahren und dort einweisen ließ. Anscheinend reichten all meine Techniken, Maßnahmen und Vorkehrungen nicht aus. Besonders das schlechte Gewissen gegenüber meinem besten Freund, der nun schon so lange mit anschauen musste, wie ich kämpfte und kaputtging, und seine wiederholten Bemerkungen, es in dieser Krise mit Medikamenten zu versuchen, ließen in mir den Entschluss reifen, ihnen doch einmal eine Chance zu geben.

Da nur Psychiater Medikamente verschreiben dürfen, machte ich mich auf die Suche, war in der zweiten Praxis, die ich kontaktierte, auch erfolgreich, und nun hieß es: ausprobieren. Das richtige Mittel zu finden, kann dauern. Selbst Fachleute können bis heute nicht ganz genau sagen, wie die Wirkstoffe eigentlich genau funktionieren, daher fällt es schwer, ohne Ausprobieren Auskünfte darüber zu geben, ob es bei der Person helfen wird oder nicht.

Bei mir brauchte es knapp eineinhalb Jahre und fünf Medikamente, bis ich richtig eingestellt war. Gegen die Borderline und die Abhängigkeit gibt es praktisch keine Medikamente, wohl aber gegen die Depression – und so nehme ich heute jeden Morgen nach dem Frühstück meine Tabletten ein und bereue es mittlerweile, dass ich ihnen nicht schon früher eine Chance gegeben habe. Denn mir helfen sie enorm. Gegen diese dunkle Kraft der Depression, die ständig hinter mir steht und mich nach unten ziehen will, die an mir zerrt und gegen die ich mich stemmen muss. Das hat mich lange, lange so viel Kraft gekostet – die ich dann nicht mehr für andere Dinge (oder andere Kämpfe) zur Verfügung hatte. Bei diesem Dagegen-Stemmen hilft mir nun mein Antidepressivum, und ich kann mich auf den Rest konzentrieren.

Auch mit Medikamenten gibt es noch dunkle Tage, schafft es die Depression ab und zu, mich doch in Richtung Loch zu ziehen – aber wesentlich seltener und weniger stark als all die Jahre davor. Zu den Nebenwirkungen, vor denen ich mich so lange sehr gefürchtet habe, kann ich nur sagen: Bei mir trat keine einzige davon ein. Ich bin immer noch der gleiche Mensch, habe nicht großartig zugenommen oder fühle mich wie in Watte gepackt. Der Hauptgrund dafür, dass es trotzdem einige Anläufe brauchte, bis ich das richtige Mittel gefunden hatte, war mein Ruhepuls. Die ersten Tabletten haben ihn alle erhöht, so dass mein Lauftraining und meine Kondition enorm gelitten haben. Das wollte ich nicht hinnehmen und habe daher weitergesucht – und bin fündig geworden.

Zusätzlich zu dem Antidepressivum habe ich auch noch eine **Bedarfsmedikation** – das heißt, dieses Medikament nehme ich nicht regelmäßig, sondern nur, wenn wirklich Bedarf besteht. Ich habe damit ein Mittel, das im Grunde das Gleiche für mich erledigt, was früher ein Glas Prosecco getan hat: Ich werde etwas entspannter, der Kopf wird ruhiger, die Anspannung sinkt ein wenig. Wenn ich also merke, dass der Kopf anfängt, sich in Spiralen zu drehen, oder die Gedanken gefährlich werden, kann ich neben allen anderen Helfern nun auch darauf zurückgreifen.

Krisenwerkzeuge

Und trotz all dieser Helfer, all dieser Techniken gibt es Momente, in denen die Krankheiten doch wieder die Kontrolle übernehmen. Dann hilft alle Prävention nicht, dann muss die Krise gemeistert werden.

Das beste Mittel gegen die Krise ist natürlich, es erst gar nicht mehr so weit kommen zu lassen. Das meiste, was ich hier aufzählen werde, hilft genau dabei. Dass die Gedanken gar nicht so dunkel sind, das Loch gar nicht erst auftaucht und die Krise gar nicht erst kommen kann. Aber ich gerate dennoch gelegentlich in eine Krise, weil ich trotz aller Bemühungen noch immer nicht alles richtig mache. Weil ich manchmal zu sehr funktioniere und zu wenig auf mich achte. Weil ich über meine Kräfte gehe, so dass für den Kampf im Kopf keine Energie mehr da ist.

Werden die Gedanken dunkler, die Emotionen heftiger, die Stimmung sprunghafter, taucht vielleicht sogar **Sucht- oder Schneidedruck** – so nennt man das Verlangen, zu trinken bzw. sich selbst zu verletzen – auf, dann mache ich vor allem eins nicht mehr: wegschauen, ignorieren. Denn das habe ich gelernt, davon geht die Krise nicht weg. Dadurch wächst sie eher noch, wird stärker und größer.

Und trotz dieser Strategien, trotz dieser Etappenziele weiß ich, dass es einen Ausweg gibt. Auch beim Schreiben dieses Buches habe ich das gemerkt: Alles noch einmal auszupacken, war natürlich mitunter auch schmerzhaft. Gerade die Beschreibungen der ersten Jahre haben teilweise dazu geführt, dass ich quasi sofort wieder in der Situation drin war. Dass die Verzweiflung angekrochen kam, der jahrelange Schmerz um die Ecke schaute. Einmal ging es so weit, dass ich die Türe schon zugemacht hatte, die Kopfhörer schon bereitlagen, das erste *Linkin Park*-Lied quasi schon startete, Gedanken an Selbstverletzung und Trinken auftauchten.

Aber genau da habe ich gehandelt. Habe die Tür wieder aufgemacht und den Kontakt zu meinem Freund gesucht. Ich habe mitgeteilt, was los ist. Habe mich nicht alleine der Dunkelheit überlassen, sondern habe durchs Reden Druck aus der Situation genommen.

Was dann folgte, war eine Dosis *entgegengesetztes Handeln,* indem wir eine Runde nach draußen gingen, anstatt mich aufs Sofa zu verkrümeln, wonach mir eigentlich gewesen wäre. Dazu kam eine dicke Portion Selbstfürsorge: Unter Nichtbeachtung jeglicher Umwelt-, Preis- oder Kalorienaspekte landete bei einem Besuch im Supermarkt einiges an Soulfood im Einkaufswagen. Weiter ging es mit viel *Compassion* für mich selbst, mit Verständnis, Akzeptanz und Selbstliebe. Ich gestand mir ein, dass es im Moment schwer sein darf, dass es okay ist, so zu fühlen und zu denken. Meine Bedarfsmedikation kam nicht zum Einsatz, weil ich nach dem Spaziergang einfach nicht mehr daran gedacht hatte. Krönung des Abends war ein Blockbuster-Film, der eine Mischung aus Belohnung, Entspannung und Ablenkung darstellte. Trotz allem ging es zur gewohnten Zeit ins Bett *(Struktur, Routine, Schlaf).*

Auch am nächsten Tag merkte ich, wie mir diese Stunden nachhingen. Wie ich erschöpft und kraftlos war, als hätte ich mehrere Marathons hinter mir. Ich klappte den Rechner nicht auf. War einfach gut zu mir.

Habe ich heute solche Erlebnisse und merke ich morgens, dass es meiner Depression heute besser geht als mir, dann akzeptiere ich es zuallererst einmal. Ich sage nicht: »Du musst aber jetzt trotzdem alles so machen, wie du es vorhattest«, sondern schaue, wo ich vielleicht etwas kürzer treten kann. Wo ich es mir leichter machen kann.

Das, was ich heute Krise nenne, war lange Normalzustand. Das, was früher meine Krise war, ein großes Loch, gab es nun tatsächlich seit mehreren Monaten nicht mehr. Dabei haben mir in erster Linie die jahrelange Therapie, die Medikamente, ganz entscheidend auch die Abstinenz geholfen und auf ihre jeweilige Weise alle Helfer, die ich hier aufgeführt habe. Einen entscheidenden Helfer, vielleicht sogar *die HELFERIN* schlechthin, habe ich noch nicht erwähnt: die Prävention.

PRÄVENTION!

Warum Großbuchstaben? Warum Ausrufezeichen? Wo es doch darum geht, was hilft? Nicht, was geholfen hätte. Das sehe ich anders. Und da Prävention mir persönlich sehr, sehr wichtig ist, gehört sie mit in dieses Kapitel.

Denn Prävention geschieht einfach noch nicht genug. Jedenfalls nicht, wenn es um die Psyche, um das Innenleben unserer Köpfe geht. Wir wissen, dass unsere Körper nicht für die Ewigkeit gemacht sind. Also putzen wir uns die Zähne, gehen zu Vorsorgeuntersuchungen und ernähren, bewegen, verhalten uns generell einigermaßen vernünftig. Damit diese zerbrechliche Hülle uns möglichst lange erhalten bleibt. Und wir sind darauf bedacht, auch neben unserem Körper die Dinge, die uns umgeben, die uns wichtig sind, zu schützen und zu pflegen. Sei es der regelmäßige Ölwechsel für unser Auto oder die Panzerglas-Schutzfolie für unsere Smartphones.

Unserem Geist, unserer Seele, unserem Innenleben lassen wir diese Vorsorge, diesen Schutz eher selten spüren. Da braucht es erst die Krise, den Zusammenbruch, den »Burnout«, bevor wir aktiv werden. Ein bisschen so, als würden wir erst anfangen, die Zähne zu putzen, wenn sie anfangen auszufallen. Im Winter packen wir uns auch dick ein, um nicht krank zu werden. Aber die Seele soll bei jedem Wetter im T-Shirt herumlaufen?

Und dabei könnte es so einfach sein. Fangen wir damit an, dass wir auch über diesen Teil des Lebens reden. Dass wir informieren, aufklären, teilen, Fragen beantworten und so Hürden, Unsicherheiten, Ausgrenzung und Hilflosigkeit abbauen.

Wir können auf unseren eigenen Akku achten – denn nicht nur unsere Smartphones brauchen regelmäßig Strom. Im Gegensatz zu iPhone und Co., bei denen wir schon panisch werden, wenn der Akkustand sich der 20-Prozent-Marke nähert und wir daher ständig ein Ladekabel oder eine Powerbank griffbereit haben, gehen wir mit unseren eingebauten Akkus doch etwas nachlässiger um.

Den Schülern in meinen Schulprojekten erkläre ich es oft so: Es gibt Dinge – bei den Smartphones sowie bei uns Menschen –, die uns Energie kosten. Andere füllen unseren Akku auf. Wenn ich stundenlang auf dem kleinen Bildschirm YouTube-Videos gucke, muss ich mich nicht wundern, wenn der Akku schneller leer ist. Bin ich von morgens bis abends im Großraumbüro, umgeben von Lärm und Menschen, vielleicht noch unter Zeitdruck und im Kopf schon beim noch zu erledigenden Einkauf, dann kostet das auch ganz schön viel Energie.

Daher ist es so wichtig, regelmäßig Dinge zu tun, die uns aufladen. Was uns Kraft kostet und was uns Kraft gibt, das ist höchst individuell. Der eine kommt nach einem langen Arbeitstag kaputt und müde nach Hause, der andere zieht aus seinem Job enorm viel Energie. Beim einen lädt es den Akku auf, in die Berge zu gehen oder eine Runde zu laufen, der andere setzt sich vor sein Computerspiel.

Sich dieser Tatsache einmal bewusst zu werden, den eigenen Akku – und damit die eigene Vulnerabilität – besser und öfter im Blick zu haben, kann auf Dauer dafür sorgen, dass wir anders und besser mit Stress umgehen, dass manch psychische Krankheit uns gar nicht erst zu fassen bekommt oder unsere Genesung, den Verlauf positiv beeinflusst.

Darüber hinaus sieht mein Präventionstraum so aus, dass flächendeckend – ja, auch mit der Hilfe des Staates – Maßnahmen durchgeführt werden. In Schulen, in den Medien, am Arbeitsplatz. Aufklärungskampagnen, Informationsangebote, Beratungsmöglichkeiten. Denn die beste »Behandlung von Problemen ist, sie erst gar nicht entstehen zu lassen. Sie an ihrem Ausbruch möglichst zu hindern. Und wenn sie da sind, sie früh zu packen zu kriegen.

Je nachdem wann eine Prävention angesetzt wird, spricht man von **primärer** Prävention, wenn das Ziel ist, dass Krankheiten gar nicht erst ausbrechen. Bei der **sekundären Prävention** geht es darum, eine Verschlimmerung, eine Chronifizierung zu verhindern, also quasi *Früherkennung,* und bei der **tertiären Prävention** steht im Mittelpunkt, das Auftreten einer erneuten Krise oder eine Verschlimmerung der Symptome zu verhindern.

Ich bin ein großer Fan davon, auch für diesen Fall vorzusorgen, indem man eine Patientenverfügung oder Ähnliches aufsetzt oder mit seinen Angehörigen spricht, wie im Falle einer Krise verfahren werden soll.

Prävention ist nicht nur für alle Betroffenen wichtig, sondern auch für ihr Umfeld. Denn am Ende profitieren alle davon, wenn ein Angehöriger gar nicht erst erkrankt ist, rechtzeitig Hilfe bekommt und am Ende ein längeres, glücklicheres Leben hat. Wenn jeder Vierte von uns mindestens einmal selbst eine psychische Erkrankung bekommen wird, dann ist es nur logisch und in unserem Sinne, wenn wir (bessere, mehr) Prävention fordern und fördern. Denn im Zweifelsfall sind wir es, die nicht nur von einem einfacheren Zugang zur Therapie, von einer besseren Behandlung, einem offeneren Umgang und dem Verschwinden des Stigmas profitieren.

WIE SAGEN? ÜBER DEN UMGANG MIT DEN UNSICHTBAREN KRANKHEITEN

Stigma, eines meiner liebsten Themen. Denn es ist nach wie vor ein großes Problem in unserer Gesellschaft. Die Angst vor den Reaktionen der Umwelt, die Angst vor negativen Konsequenzen – vor allem am Arbeitsplatz –, die Angst davor, ausgegrenzt, verurteilt, beschimpft, bemitleidet, »komisch« behandelt zu werden. All das ist Stigma. Dazu kommt die Angst als ständiger Begleiter, enttarnt zu werden. Dass »jemand etwas mitbekommt«.

Wie unfassbar anstrengend es ist, ständig mit dieser Angst zu leben und sie ständig bei sich zu haben, kenne ich aus eigener Erfahrung. Angst, erkannt, entdeckt zu werden. Angst, aufzufallen. Angst, bei etwas erwischt, gesehen, beobachtet zu werden. Angst vor Fragen. Angst davor, dass das Lügengebäude zusammenfällt, die Maske vom Gesicht gerissen wird.

Ich habe selbst jahrelang mit genau dieser Angst gelebt. Am meisten in Zusammenhang mit der Abhängigkeit. Habe bei jeder gekauften Wodkaflasche Herzrasen gehabt. Bei jedem Schluck Alkohol in der Öffentlichkeit meine Umgebung gescannt. Immer dafür gesorgt, dass ich einen Kaugummi griffbereit hatte. Und: Nicht kurzärmelig rumlaufen, stets etwas Langärmeliges zum Überwerfen bereithalten.

Diese Angst, dieses Verstecken, dieses ständige Über-die-Schulter-Schauen kostet so unfassbar viel Kraft. In manchen Fällen kostet diese Angst, dieses Verstecken mehr Kraft als die Krankheit an sich. Nicht umsonst gibt es den Spruch, dass man zur psychischen Krankheit gleich eine zweite dazu bekommt – das Stigma. Und genau das ist es, woran wir alle arbeiten können.

Heute muss ich zum Glück keine Kraft mehr für das Verstecken aufbringen und kann sie – wie von meiner Therapeutin anfangs prophezeit – für andere Dinge nutzen. Vor allem dafür, die Welt zu verändern. Wenigstens ein bisschen.

Dass ich heute mein Gesicht, meinen Namen in der Öffentlichkeit zeige, zu mir und meinen Diagnosen, meiner Geschichte stehe, war ein Prozess, eine Entwicklung. Dass ich mittlerweile so offen und selbstbewusst mit meinen psychischen Problemen umgehe, heißt aber nicht, dass ich sie jedem auf die Nase binde. Aber ich lüge, verheimliche oder verstecke mich nicht. Da mittlerweile die ganze Mental-Health-Geschichte mein Hauptberuf geworden ist, wäre das auch nicht nur enorm schwer, sondern würde sich auch einfach nicht richtig anfühlen.

Mein Coming-out

Die E-Mail an meine Familie aus der Klinik in Hamburg, in der ich ihnen meine Situation mitteilte, war für mich der wichtigste Schritt meines Coming-outs, aber es war nicht der Anfang. Schon einige Wochen zuvor, als mehr oder weniger feststand, dass ich bald für einige Wochen in die Psychiatrie verschwinden würde, und die Diagnosen ausgesprochen waren, hatte ich bei einer Hand voll Freunden vorsichtig ausprobiert, wie es sich anfühlt, offen mit diesen Krankheiten, den Diagnosen, diesen Begriffen umzugehen. Und es war überraschend gut.

Dass ich wenige Monate später einen Blog starten würde, in dem ich offen unter meinem vollen Namen und mit meinem Gesicht über meine Erfahrungen schreiben würde, wusste ich zu diesem Zeitpunkt noch nicht.

Vor meinem Coming-out gab es in meinem angstkontrollierten Kopf eigentlich immer nur die Möglichkeit, dass alle Menschen um mich herum negativ reagieren würden, wenn sie erführen, wie schlecht es mir ging, wie sehr ich kämpfte, wie kaputt ich war. Ich war mir damals, in meiner Hochphase, sicher, ein offener Umgang wäre noch anstrengender, als ständig eine Maske zu tragen. Lieber nicken und lächeln, anstatt Fragen gestellt zu bekommen, sorgenvolle Blicke von allen Seiten zu erhalten, sich fragen zu müssen, was die anderen wohl denken.

Wie sehr ich mich doch täuschte.

Bisher habe ich weder im Job noch im Privatleben Ausgrenzung, entgangene Aufträge oder andere negative Konsequenzen ertragen müssen. Sondern eher im Gegenteil. Die Leute sind interessiert, stellen Fragen, lesen meinen Blog, bedanken sich für meine Offenheit. Und fangen an zu reden. Sobald ich mit meiner Geschichte die Tür öffne, einen Raum schaffe, über psychische Probleme zu reden, fängt fast jedes Gegenüber an, sich auch zu öffnen. Erzählt eigene Geschichten, von eigenen Erfahrungen oder von betroffenen Angehörigen. Von kranken Tanten, durch Suizid gestorbene Freunde oder der Kollegin, die seit Wochen nicht mehr bei der Arbeit war.

Auch in meinen zahlreichen Schul- und Polizeiprojekten habe ich nie auch nur den Anflug von Stigma erlebt. Eher das genaue Gegenteil. Vor allem eine enorme Dankbarkeit, dass endlich mal jemand darüber redet. Dass es die Möglichkeit gibt, die andere Seite der Krankheit zu hören, zu verstehen. Und genau daran sehe ich immer wieder, wie groß der Bedarf eigentlich ist. Wie viele Menschen das Thema beschäftigt. Wie viele Fragen in den Köpfen rumgeistern, die Google eben nicht beantworten kann.

In diesem Sinne bin ich vielleicht ein schlechtes Beispiel für Stigmatisierung. Oder gerade nicht?

Wir müssen reden!

Ich weiß, dass mich einige stark dafür kritisieren werden, wenn ich schreibe, dass zum Stigmatisieren immer zwei gehören: der, der es macht, und der, der es zulässt. Ich bekomme mittlerweile den Eindruck, dass meine wenigen persönlichen Erfahrungen mit Stigma auch daran liegen, weil ich den Leuten kaum eine Chance lasse, mich zu stigmatisieren. Weil ich sie mit meinem offenen Umgang, mit meinem Selbstbewusstsein überrolle.

Mir wurde einmal rückgemeldet, dass es für mein Umfeld deshalb angenehm ist, weil ich die Verantwortung stets bei mir lasse. Weil ich den Leuten in keiner Weise vermittle, dass sie, weil sie jetzt Bescheid wissen, auch für meine Psyche mitverantwortlich sind. Weil ich zeige und sage, dass man mir Fragen stellen darf. Weil ich Tipps für den Umgang gebe. Weil ich den Leuten bewusst mache, dass es nicht nur meine Mental Health ist, die profitiert, wenn wir ins Gespräch kommen.

Und eine andere Erfahrung, die viele Betroffene (und auch Profis), mit denen ich in den letzten Jahren geredet habe, teilen, ist: Fängt man einmal an, anhand seiner eigenen Geschichte über psychische Probleme zu reden, dann hat fast jedes Gegenüber seine eigene Geschichte zu erzählen und ist froh, wenn endlich jemand da ist, der eine Tür für dieses Thema öffnet. Und genau das nutze und mache ich mittlerweile, ich öffne Türen, starte Gespräche mit meinen eigenen Erfahrungen, die dann aber oft schnell in den Hintergrund rücken.

Meine persönliche Überzeugung ist, dass kaum ein Mensch stigmatisieren, ausgrenzen, verletzen möchte. Dass hinter diesem Verhalten oft die eigene Unsicherheit, Hilflosigkeit, Unwissenheit stehen. Und dann ist die Wegbewegung die einfachere Lösung als die Hinbewegung. Langfristig und tiefgreifend ändern kann sich daher nur etwas, wenn mehr Betroffene reden. Wenn wir erzählen, wie es sich wirklich anfühlt. Wenn wir versuchen,

Worte zu finden, Bilder für diese unsichtbaren Krankheiten, die für Außenstehende nun mal einfach extrem schwer nachzuvollziehen sind. Aber genau deswegen braucht es uns, braucht es wohl auch ein Buch wie dieses.

Die »Gesunden« und »Normalen« werden nicht plötzlich anfangen, uns zu fragen, wie das denn für uns so ist. Das ist viel zu anstrengend. Wir müssen diese Gespräche starten, wir müssen – wenn wir so weit sind – zeigen, dass wir bereit sind, etwas an der Situation zu ändern. Und ich glaube auch, dass es enorm helfen würde, wenn mehr »Promis« offen bekennen würden, mit welchen Diagnosen sie ihr Leben teilen.

Etwas neidisch blicke ich da immer wieder auf England, wo die beiden Prinzen William und Harry sich sehr für Mental Health engagieren. Die Kampagnen starten, Events veranstalten, mit Leuten ins Gespräch kommen und offen über ihre eigenen Erfahrungen mit Depressionen und Therapie – vor allem im Zusammenhang mit dem Tod ihrer Mutter – sprechen. Und den Leuten scheint es leichter zu fallen, sich selber zu outen, wenn sie merken, dass es selbst einen Royal treffen kann.

Erfolg und psychische Probleme müssen sich nicht ausschließen. Manager, Profi-Fußballer, Professoren, Firmeninhaber können genauso betroffen sein wie jeder andere von uns. Auch unter ihnen gibt es Depressionen, Angststörungen, Abhängigkeit, Zwänge, Psychosen und den ganzen Rest der ICD-Bande. Und trotzdem hält sich in der Gesellschaft das Bild des »kaputten Psychos«. Wenn ich mir etwas wünschen darf, dann wäre es, dass mehr »erfolgreiche« Menschen offen über ihre Erfahrungen reden. Das könnte meiner Meinung nach ein großer, wichtiger Schritt zur Aufklärung, zur Entlastung, zur Entstigmatisierung sein.

Ich habe großes Verständnis für jeden Betroffenen, der noch nicht so weit ist, der noch nicht offen reden kann. Auch bei mir war das ein Prozess. Ich bin mit meiner Aufgabe gewachsen. Jedes positive Erlebnis hat mir wieder Kraft gegeben, mich einen Schritt weiter zu wagen.

Wenn man der Dominque von 2013 erzählt hätte, dass sie einmal ein Buch über ihren eigenen kranken Kopf schreiben würde, hätte ich es schlichtweg nicht für möglich gehalten. Gleiches gilt aber fürs Marathonlaufen. Auch das hätte ich vor zehn Jahren niemals für möglich gehalten. Vielleicht kann das dem einen oder anderen Mut machen? Mit einem kranken Kopf geht man schnell immer vom schlechtest Möglichen aus, vom Worst Case sozusagen. Aber es könnte auch anders kommen.

Und so ist das Gute an der Situation, dass wir alle, jeder Einzelne von uns, etwas daran ändern kann. Indem wir bei uns selbst, in unserem eigenen Umfeld anfangen, anders mit psychischen Problemen umzugehen.

Was wäre wenn …

… es sich nicht um psychische, sondern körperliche Krankheiten, Probleme handeln würde? Allein dieses Gedankenexperiment reicht oft aus, um zu verstehen, wie der »richtige«, der gute Umgang mit der Thematik aussehen könnte.

Würde ich das auch sagen, wenn mein Gegenüber im Rollstuhl säße? Würde ich denselben Rat geben, wenn es sich um Diabetes handeln würde? Würde dieser Tipp auch bei einer Krebserkrankung Sinn machen? Was würde ich machen, wenn derjenige wegen einem gebrochenen Bein in der Klinik wäre? Wie würde ich mich verhalten, wenn er wegen einem Bandscheibenvorfall in Behandlung wäre?

Jemand mit Depressionen kann wirklich nicht aufstehen, essen, duschen, anrufen. Es hat nichts mit Nicht-Wollen zu tun. Sich bewusst zu machen, dass auch psychische Krankheiten »nur« Krankheiten sind, kann für alle Beteiligten enorm hilfreich sein.

Psychische Krankheiten sind Krankheiten wie jede andere. Allein ihre Unsichtbarkeit, ihre individuelle Ausprägung machen sie schwer greifbar. Auch eine Diabetes ist erstmal unsichtbar, funktioniert aber mehr oder weniger in jedem Körper gleich. Eine Angststörung kann viele Ausprägungen haben, viele Formen annehmen. Das verwirrt und verunsichert.

Im Gegensatz zur Angststörung wird uns Diabetes aber häufig im Schulunterricht erklärt. Wir verstehen, wie es zu dieser Krankheit kommt, was im Körper passiert und wie sie behandelt werden kann. Durch dieses Wissen erlangen wir Sicherheit im Umgang. Psychische Krankheiten tauchen aber in den wenigsten Unterrichtsstunden auf. So verpassen wir die Chance, der nächsten Generation auch hier einen anderen, besseren Umgang zu ermöglichen.

Was sagen? Was tun?

Dieser Abschnitt richtet sich vor allem an das Umfeld, an alle Angehörigen im weitesten Sinn. Es sind Dinge, die mir entweder persönlich geholfen haben, von denen ich mir gewünscht hätte, dass jemand sie macht, oder die sich inzwischen in vielen Arbeiten als wirkungsvoll herausgestellt haben.

Zuhören

Wirklich zuhören. Nicht schon über die Antwort nachdenken, während der andere noch redet. Einfach da sein. Nicht gleich mit der eigenen Geschichte anfangen. Dem Gegenüber auch mal Raum geben. Gute Zuhörer lassen auch mal Stille entstehen.

Da sein

Einfach da sein. Auch wenn der Betroffene vielleicht gerade nichts sagt, nichts sagen kann. Mit die größte Hilfe in meiner

Hochphase für mich war mein bester Freund, der zum Teil Bescheid wusste, wie schlecht es mir ging. Manchmal schaffte ich es, ihn aus einem meiner Löcher heraus anzurufen. Und oft, viel zu oft setzte er sich ins Auto, egal zu welcher Uhrzeit, und fuhr zu mir. Und war dann einfach da. Hat mich im Arm gehalten, mit mir auf den Fernseher gestarrt, ohne dass wir ein Wort gesprochen haben. Ohne dass ich was sagen, mich erklären musste. Hat mit mir im Loch gesessen, bis ich bereit war, den Weg nach oben anzutreten.

Diese Unterstützung, dieses Gefühl hat mich diverse Male davor bewahrt, noch tiefer zu sinken, mich noch weiter zu zerstören. Am Ende kann ich wohl sagen, dass dieser Freund mich gerettet hat. Einfach nur, indem er da war.

Grenzen akzeptieren

Die Aufgabe der Angehörigen, des Partners, der Freunde, der Kollegen ist nicht, den Betroffenen zu heilen. Dafür sind die Profis da.

Ebenso liegt es – in den seltensten Fällen – in ihrer Macht, den Betroffenen zu seinem »Glück«, einer Behandlung, einem Klinikaufenthalt, einer Veranstaltung oder zum Lesen eines hilfreichen Buches, einer Webseite oder eines Artikels zu bringen.

Genau diese Machtlosigkeit, diese Hilflosigkeit, können für das Umfeld der Betroffenen zermürbend sein. Nicht den Menschen, die Situation ändern zu können, obwohl doch von außen alles so einfach aussieht. Zu akzeptieren, dass wir auf geliebte Menschen nur einen begrenzten Einfluss haben, kann schwer sein und wehtun. Daher: Zugeben, dass man unsicher ist. Nachfragen, welche Begriffe, Wörter, Bezeichnungen okay sind. Sich nach der Tonalität, der Ausdrucksweise des Betroffenen richten.

Selbstfürsorge

Nicht nur Betroffene müssen drauf achten – bzw. erst einmal lernen –, sich um sich selbst zu kümmern. Auch für Angehörige kann das schnell in den Hintergrund geraten. Wenn die Konzentration so sehr auf den »kranken« Menschen gerichtet wird, auf seine Probleme, auf sein Wohlergehen, dann geht so mancher Angehörige weit über die eigenen Grenzen.

Wie sagen die Engländer so schön: »You can't pour from an empty cup.« Am Ende hat der Betroffene auch nichts davon, wenn die Akkus des Umfeldes allesamt erschöpft sind. Wie oft habe ich schon von Angehörigen gehört, dass sie durch die Selbstaufopferung, durch das Zurückstellen der eigenen Gesundheit im Lauf der Erkrankung selbst eine Depression oder andere psychische Probleme entwickelt haben.

Die Verstärkerrate erhöhen

Verstärker sind Dinge, die uns das Leben lebenswert machen. Gesunde Menschen suchen sich diese Erlebnisse quasi automatisch: ein leckeres Essen, ein Theaterbesuch, ein Treffen mit Freunden, ein Spaziergang im Wald, ein neues Paar Schuhe usw. In einer Depression führen der mangelnde Antrieb, der geringe Selbstwert dazu, dass Betroffene sich immer weiter zurückziehen, immer inaktiver werden und keine Verstärker mehr suchen. Dadurch fehlen aber positive Ereignisse und Gefühle, was wiederum die Symptome verstärkt.

Angehörige können dabei helfen, den Betroffenen diese wieder möglich zu machen. Indem man gemeinsam überlegt, was demjenigen vor der Erkrankung Spaß und Freude bereitet hat. Hier darf auch Neues ausprobiert und auch *ein wenig* Druck ausgeübt werden. Solche Dinge zu planen, als Termin in den Kalender einzutragen, kann dabei helfen. Eine Überwindung wird es in den meisten Fällen trotz allem Zuspruchs kosten. Wenn der

Betroffene es aber schafft, sind die verstärkenden Gefühle häufig dafür umso klarer.

Aufbau von Selbstwirksamkeit

Wichtig im Umgang mit Betroffenen ist, nicht einfach alles für sie machen zu wollen und ihnen Dinge abzunehmen. Auch wenn sich die Wäsche stapelt und die Küche vor Schmutz starrt. Macht jemand anderes die Arbeit, fühlt man sich tendenziell noch wertloser und als größerer Versager. Besser ist es, den Menschen mit einzubeziehen, auch wenn er nur kleine Aufgaben übernimmt (und man selbst den Großteil der Arbeit macht). Gemeinsam die Wäsche sortieren, Müll runterbringen, fünf Dinge einkaufen, können schon große Dinge sein, die der Betroffene alleine nicht geschafft hätte. Auf diese Weise merkt er aber wieder, dass er doch noch Einfluss auf seine Umgebung hat, dass sein Verhalten etwas bewirkt.

Begleiten, Unterstützen

Wir können niemanden dazu bringen, sich Hilfe zu holen. Aber wir können anbieten, den Betroffenen bei diesem entscheidenden, aber verdammt schweren Schritt zu unterstützen. Für ihn Angebote, Rufnummern raussuchen, Termine arrangieren und ihn dann begleiten. Das alles aber bitte nicht ungefragt, sondern nur, wenn der Betroffene zeigt, dass er damit einverstanden ist.

Validieren

Validieren kenne ich aus der DBT, dabei handelt es sich grob gesagt um eine Gesprächstechnik. Es geht darum, dem Gegenüber zu zeigen, dass man dessen subjektive Empfindung respektiert. Es geht aber auch darum, dem Gegenüber zu zeigen, dass seine Interpretation nicht die einzig mögliche ist, dass es noch andere Varianten gibt, die vielleicht auch wahr sein könnten.

Die meisten von uns kennen es, dass es sich nicht gut anfühlt, wenn uns jemand auf eine dringende Nachricht nicht sofort antwortet. Gerade Menschen mit geringem Selbstwertgefühl neigen dazu, die Erklärung, die »Schuld« für dieses Verhalten dann bei sich zu suchen. Und natürlich ist es eine Möglichkeit, dass der Nicht-Antwortende uns doof findet und uns absichtlich ignoriert. Vielleicht ist er aber gerade einfach verhindert, fährt Auto, ist im Kino, bei der Massage, der Akku ist leer, oder er hat das Handy zu Hause liegen lassen.

Diese alternativen Erklärungen und Sichtweisen aufzuzeigen, kann enorm helfen, denn hier werden meistens nicht die Gefühle, sondern der Verstand angesprochen. Und auch in meinen dunkelsten Löchern war doch in einer kleinen Ecke immer noch eine Portion Ratio vorhanden, die es gehört hätte.

Suizid

Ein hartnäckiger Mythos Suizid betreffend ist, dass man einen Menschen durch die Frage erst auf die Idee bringt, sich das Leben zu nehmen. Das ist schlichtweg falsch. Wenn man eine Vermutung hat, dass jemand sich damit beschäftigt, dann hat er es in quasi allen Fällen auch schon getan – mehr oder weniger konkret vielleicht, aber der Gedanke war schon da.

Zu fragen, ob jemand über Selbstmord nachdenkt, ist nicht unproblematisch, denn man muss vor allem damit klarkommen, wenn die Antwort »Ja« ist. In diesem Fall greifen alle Hinweise und Ratschläge, die in diesem Buch verteilt sind und die ich hier nicht noch einmal wiederholen möchte.

Aus eigner Erfahrung weiß ich, dass es einfacher ist, die Frage »Denkst du über Suizid nach?« unwahr zu beantworten als die Frage »Kannst du mir versprechen, dass du dir nichts antun wirst?«. Die Frage ist fies, wenn sie ehrlich gestellt wird. Denn darauf mit einer Lüge zu antworten, ist praktisch unmöglich.

Fragen

Bei all den Gemeinsamkeiten, die man als Betroffener finden kann, bleibt doch jeder eine eigene Persönlichkeit mit eigenen Vorlieben, Abneigungen, Erfahrungen, Mechanismen und Wünschen. Daher kann diese Liste auch nur als Anregung dienen, in welche Richtung es gehen könnte.

Am Ende ist aber nichts so gut, wie den Betroffenen einfach selbst zu fragen. »Ist es okay, wenn wir über deine Krankheit reden? Oder heute lieber nicht?« – »Was kann ich für dich tun, wie kann ich dir helfen?« – »Wenn du das nächste Mal in einer Krise bist, wie verhalte ich mich dann am besten?« – »Was kannst du nicht mehr hören? Worüber würdest du gerne, lieber reden?«

Mir ist immer lieber, jemand spricht mich an, fragt mich, wie es mir geht. Wenn ich gerade nicht darüber reden möchte, dann kann ich das sagen. Fängt der andere aber nicht an, so sagt mein Kopf ganz schnell: »Siehst du, der interessiert sich gar nicht dafür, für dich.«

Erlaubt ist auch, mehrmals zu fragen. »Wie geht's dir?« – »Gut.« – »Und wie geht's dir wirklich?« So kann man Interesse zeigen.

Hilfreiche Aussagen und Sätze

- So wie du das beschreibst, hört sich das wirklich schlimm an.
- Ich bin für dich da.
- Kann ich etwas für dich tun? Kann ich dir bei etwas helfen?
- Kannst du sagen, was jetzt gut für dich wäre?
- Ich bin stolz auf dich.
- Danke, dass du mit mir darüber gesprochen hast.
- Brauchst du etwas Zeit oder Ruhe? Oder Ablenkung? Gesellschaft?
- Das muss ganz schön hart für dich (gewesen) sein.

* Ganz schön toll von dir, darüber zu reden.
* Ich finde toll, dass du dir Unterstützung geholt hast.
* Würde es dir helfen, wenn ich ab und zu schreibe/vorbeikomme/anrufe?
* Bitte nimm dir so viel Zeit dafür, wie du brauchst. Ich bin bei dir.
* Du bist nicht verrückt.
* Du bist nicht allein.
* Es ist okay, schlechtere Tage/Phasen zu haben.
* Du bist nicht hoffnungslos.
* Du bist es wert.
* Ich glaube dir!

Was nicht tun? Was nicht sagen?

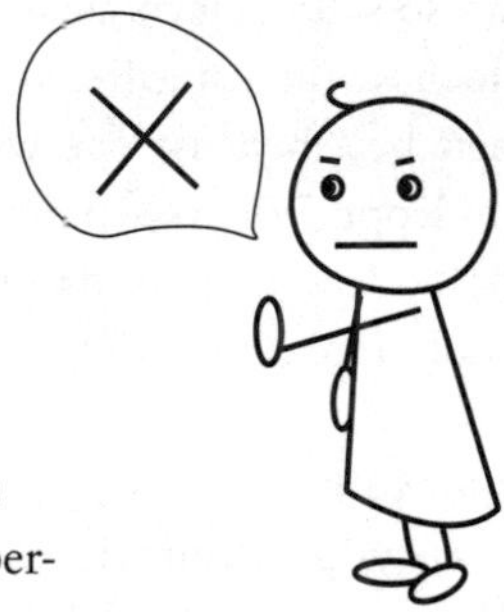

Besonders Menschen mit Depressionen dürfen sich immer wieder Aussagen wie »Reiß dich doch mal zusammen« anhören. Bitte, sparen Sie sich das! Zur Veranschaulichung immer wieder mal kurz ein Beispiel, wie absurd dasselbe Verhalten bei körperlichen Krankheiten wäre.

Diskussionen, Überredungsversuche

Versuchst du, mit einem Menschen im Rollstuhl darüber zu diskutieren, dass er nur genug »wollen« muss, dann könnte er aufstehen und laufen? Nein? Gut, dann hat das auch bei einem psychisch kranken Menschen nichts zu suchen.

Mit einem Menschen in einer Krise zu versuchen, zu diskutieren, ihm vielleicht einreden zu wollen, was in seinem Leben doch alles gut ist, dass es ihm doch gar nicht so schlecht geht, führt meistens genau zum Gegenteil. Das schlechte Gefühl, das schlechte Gewissen, trotz all der hungernden Kinder, flüchtenden Menschen auf dieser Welt nicht aufstehen zu können, sich »anzustellen«, wird verstärkt. Wer so argumentiert, der gibt der Krise nur Nahrung.

Kritik, Angriffe, Vorhaltungen

»Mann, musst du jetzt echt schon wieder dein doofes Insulin spritzen? Das find ich echt scheiße, dass du das ständig machst. Du nimmst gar keine Rücksicht auf uns.« Klingt absurd? Ist es auch. Aber jemand mit Anorexie soll doch bitte endlich mal aufhören, sich ständig übers Essen Gedanken zu machen?

Viele Menschen mit einer psychischen Erkrankung haben sowieso schon einen ziemlich geringen Selbstwert. Kommen dann noch Kritik, Angriffe, Vorhaltungen dazu, die sich auf die Krankheit beziehen, ist das wieder nur Nahrung für die Dunkelheit im Kopf. Wir wissen doch, dass es nicht normal/gut/vernünftig/besonders klug ist, da muss uns niemand drauf hinweisen. Wir sind krank, nicht dumm.

Floskeln

»Das wird schon wieder. Morgen sieht die Welt bestimmt schon viel besser aus. Und dein Hirntumor ist dann bestimmt auch viel kleiner.« Mann, wäre das schön. Aber leider nicht besonders hilfreich. Statt automatisierten Antworten, die teilweise leider einfach ziemlich fest in uns einprogrammiert sind, einfach mal zuhören.

Und gerne auch einfach mal zugeben, dass einen die Situation gerade überfordert. Dass man selber nicht weiß, was man jetzt sagen soll. Dass man Angst hat, etwas Falsches zu sagen. Dass die Krankheit des Gegenübers einem Angst macht, weil man sie nicht versteht. Diese Art von Ehrlichkeit kann jeder und geht immer. Denn Ehrlichkeit tut im Zweifel weniger weh als eine vorgeschobene, tausend Mal wiederholte Floskel.

Empfehlung, in fremde Umgebung zu fahren

»Du musst nur mal raus! Fahr doch mal in die Berge oder zwei Wochen an den Strand. Das wird dir bestimmt guttun«, sagte der Mann zu der Frau mit dem Schlaganfall. Ja, manchmal kann es guttun rauszukommen. Für manche ist ein Tag in den Bergen oder eine Reise ans andere Ende der Welt die richtige Therapie, schafft Besserung, lindert die Schmerzen. Zum Beispiel für Menschen mit Asthma, da ist Meeresluft genau das Richtige.

Mit psychischen Erkrankungen sieht das (leider) ein wenig anders aus. Die lassen sich von so ein bisschen fremder Umgebung nicht einschüchtern. Weil die ungewohnte Umgebung extra viel Kraft und Konzentration kostet, die man dann nicht mehr für den inneren Kampf mit ihnen übrig hat.

Dazu kommen Schuldgefühle: »Jetzt sitz ich hier am Pool, die Insel ist toll, das Hotel ein Traum, das Wetter der Knaller, und ich will einfach nur in meinem Zimmer liegen und an die Decke starren. Ich Loser.«

Ratschläge

»Hast du's schon mit Yoga probiert? Meine Freundin macht da so was mit Kristallen, die solltest du mal anrufen. Aromatherapie soll ja auch super funktionieren, hab ich gelesen. Vielleicht liegt es an deinem Vitamin-D-Haushalt, du solltest mehr rausgehen. Geh doch mal unter Leute.«

Wer jetzt schmunzelt, hat noch niemandem seine psychischen Probleme gebeichtet. Oder genau das schon getan. Und genau diese Ratschläge oder ähnliche Varianten davon zu hören bekommen. Hinter vielen dieser gutgemeinten Ratschläge steckt vielleicht eine gute Absicht. Ratschläge sind toll und können einem wirklich helfen, wenn man sie denn hören will. Wenn man nach ihnen gefragt hat. Wenn man auf der Suche danach ist. Wenn man dafür bereit ist.

Jeder Kranke – ob psychisch oder physisch – kennt seine eigenen Leiden und alles, was dagegen (angeblich) hilft, gut genug. Auch ich habe in diesem Buch eine Liste von Helfern aufgeführt – auch wenn mich keiner von Ihnen danach gefragt hat. Ratschläge sind auch prinzipiell nichts Schlechtes. Aber ich weiß, dass *meine* Helfer ganz anders aussehen können als die Helfer eines anderen. Ich zwinge niemanden dazu, mit dem Laufen anzufangen. Auch wenn ich vielleicht im Gespräch fallen lassen werde, wie gut Bewegung doch für Kopf und Körper ist.

Keine alltägliche Verwendung psychischer Diagnosen

»Boah, die Prüfung war echt traumatisch!« – »Hab ich euch durch meine Rede jetzt alle depressiv gemacht?« – »Alter, gestern hat die noch voll anders geklungen, voll schizophren.« – »Schau mal, wie der da drüben guckt, voll der Psycho.«

Trauma, Depression, Schizophrenie, Psycho sind wie viele andere Begriffe aus dem Universum der psychischen Erkrankungen mittlerweile in der Alltagssprache angekommen. Und jedes Mal tut es mir weh, wenn sie leichtfertig, voreilig, unvorsichtig eingesetzt werden. Es mag im ersten Moment lustig klingen, so zu sprechen. Aber unbewusst vergrößern wir damit die Hürden, den Abstand zum Thema, also das Stigma. Und wir reden die Krankheiten klein, wir nivellieren die Erfahrungen der Betroffenen. Wir erkennen nicht an, wie tiefgreifend diese Krankheiten und die Probleme, die sie verursachen, sein können. Wir sprechen ihnen ab, eine Extremerfahrung zu sein – aber genau das sind sie.

»Boah, die Prüfung war echt krass!« – »Hab ich euch durch meine Rede jetzt die Laune verdorben?« – »Alter, gestern hat die noch voll anders geklungen, voll komisch.« – »Schau mal, wie der da drüben guckt. Warum der wohl so schaut?«

Schweigen und tun, als ob alles okay wäre

Wenn man glaubt, jemandem geht es nicht gut, ist das Warten, bis der Betroffene den ersten Schritt macht, wenig zielführend. In vielen Fällen wird dieser wohl nie oder erst zu spät gemacht. Auch wenn man niemanden dazu bringen kann, sich zu öffnen oder über seine psychischen Probleme zu reden, so kann man doch zeigen, sagen, dass man da ist, wenn er es doch mal tun möchte.

Zu schweigen, Probleme oder Symptome zu ignorieren, verstärkt im Zweifelsfall das Problem nur noch. Weil die Krankheit dem Betroffenen so immer weiter einreden kann, dass es keinen interessiert, wie es ihm geht; dass es ja nicht schlimm sein kann, wenn noch keiner einen angesprochen hat. Man trägt also eher dazu bei, dass es noch schlimmer werden kann.

Worauf man sich gefasst machen muss, wenn man dann ein Problem anspricht, ist eine Mauer aus Entrüstung, Wut und Abwehr: »Wie kommst du denn darauf? Ich hab doch kein Problem!!!« Bitte, lassen Sie sich davon nicht entmutigen. Seien Sie darauf vorbereitet, dass es so kommen wird, und vertrauen Sie darauf, dass es mit der Person trotzdem etwas macht, dass es etwas in ihr in Bewegung setzt.

Die Angst, etwas Falsches zu sagen oder die falschen Begriffe zu verwenden, kann einen natürlich auch davon abhalten, etwas anzusprechen. Aber zum Thema »richtige Begriffe« kann ich nur sagen: Es gibt nicht *die eine* Formulierung, in der sich jeder wiederfindet. Ich habe meine Probleme mit *Alkoholikerin,* aber wenn mich jemand Borderliner nennt, ist das okay. Es wird immer Leute geben, die sich auf den Schlips getreten fühlen. Daher:

zugeben, dass man sich unsicher ist. Nachfragen, welche Begriffe, Wörter, Bezeichnungen okay sind. Sich nach der Tonalität, der Ausdrucksweise des Betroffenen richten.

Den Kontakt abbrechen

Es kann ermüdend und frustrierend sein, wenn Betroffene sich einfach nicht melden, einfach nicht kommen, zum x-ten Mal in letzter Minute absagen. Machen Sie sich einfach immer wieder bewusst, dass sie das nicht gerne, nicht freiwillig tun. Dass sie ziemlich sicher gerne dabei wären, die Krankheit sie es aber nicht tun lässt. Weil die Krankheit die Kontrolle hat und nicht der Mensch. Weil die Krankheit den Betroffenen isolieren will, damit sie sie ganz für sich hat.

Das Beste, was man tun kann, ist immer wieder zu fragen, zu schreiben, immer wieder zu zeigen, dass man an den Betroffenen denkt, dass es schade ist, dass er nicht dabei ist, und dass man hofft, ihn bald wieder zu sehen. Dass man fragt, was für ihn vielleicht leichter, vorstellbarer wäre. Statt Kino vielleicht ein Filmabend im eigenen Wohnzimmer? Statt Party vielleicht lieber einen Spaziergang über die Felder? Statt Kneipe vielleicht lieber zusammen einen Kaffee trinken gehen?

Nicht so hilfreiche Aussagen und Sätze

- Mir geht es genauso, letzte Woche war ich auch echt down.
- Das bildest du dir alles nur ein.
- Morgen sieht die Sache schon wieder ganz anders aus. Das geht vorbei.
- Du willst doch nur Aufmerksamkeit!
- Du siehst aber gar nicht krank aus!
- Ich wünschte, ich hätte deine Probleme.
- Reiß dich zusammen. Stell dich doch nicht so an. Lass dich nicht so gehen.

* Dir geht's doch gut! Anderen geht es viel schlechter als dir.
* Du hast gar keinen Grund, krank zu sein.
* Denk einfach mal etwas zuversichtlicher.
* Kopf hoch, das wird schon.
* Du musst es nur wollen.
* Du denkst einfach zu viel.
* Jammer nicht so, davon wird's bestimmt nicht besser.
* Lach doch mal.
* Du ziehst alle anderen mit runter.
* Was? Du gehst zur Therapie? Bist du verrückt oder was?
* Du bist so egoistisch.
* Du bist eine Belastung.
* Du bist schwach.
* Das sind doch alles gar keine Krankheiten.
* Das wird mir echt zu viel mit dir.
* Ich wusste schon immer, dass mit dir was nicht stimmt.

Eigentlich ganz normal …

Vieles oder vielleicht sogar das meiste von dem, was ich schreibe, gilt nicht exklusiv für psychische Krankheiten. Wahrscheinlich geht es um den generellen Umgang miteinander. Wir neigen meiner Meinung nach in Deutschland dazu, davon auszugehen, dass uns jeder etwas Böses will. Auf meinen Reisen, zum Beispiel in Indonesien, habe ich gesehen, dass das auch anders gehen kann. Wenn man mit einer positiven Einstellung zu anderen Menschen und auch zum Leben generell ausgestattet ist, sieht das ganz anders aus.

Wichtig ist, auch dann nett zueinander zu sein, wenn unserem Gegenüber nicht offensichtlich etwas fehlt. Wir wissen einfach nicht, wie es den Menschen geht, wenn sie es uns nicht sagen.

Wir wissen nicht, welche Kämpfe unser Gegenüber gerade ausficht, was er gerade durchmacht, wie es ihm wirklich geht, ein bisschen mehr **Kindness** im Alltag wäre phänomenal.

Wir sind so darauf programmiert, dass es uns immer gut gehen muss, dass wir dazu neigen, auch uns selbst etwas vorzuspielen und selbst gar nicht mehr zu wissen, wie es uns eigentlich geht. Ist das nicht unfassbar? In dieser Welt der Perfektion und des Scheins ist die Gefahr, dass man sich selbst verliert, ziemlich groß.

Braucht es ein Zeichen, so wie die Aids-Schleife oder die Armbinde der Blinden, für psychische Krankheiten? Oder generell für unsichtbare »Behinderungen«? Diese Zeichen sind eigentlich nur ein Zeichen für die Umwelt, etwas rücksichtsvoller mit diesem Menschen umzugehen. Aber wenn wir es schaffen, generell rücksichtsvoller miteinander umzugehen, dann braucht es solche Zeichen eigentlich gar nicht mehr. Ob Depressionen, MS, Autoimmunerkrankungen, Krebs oder einfach ein schlechter Tag. Uns allen wäre geholfen, wenn wir uns generell bewusst machen, wie sehr uns manchmal solche kleinen Nettigkeiten – oder einfach das Fehlen von Unhöflichkeit – helfen können.

EIN PAAR WORTE AN …

… Betroffene

Liebe Betroffene oder eher Mitkämpfer, CoWarriors, wie ich so gerne sage. Ich möchte euch so viel sagen. Im Grund ist das ganze Buch ja auch für und wegen euch entstanden. Zwei Dinge liegen mir wohl am meisten am Herzen:

Der erste Punkt lässt sich wohl gut mit *#onedayatatime* zusammenfassen. Ein Tag nach dem anderen. Manchmal nur eine Minute nach der anderen.

Habt Geduld. Seid nicht zu streng mit euch. Ja, es gibt Rückschläge, es ist oft Mist, man möchte den Kopf in den Sand stecken, einfach nicht mehr kämpfen müssen, wenn alles, wirklich alles mal wieder einfach nur unfassbar anstrengend ist. Glaubt mir, auch ich hätte vor wenigen Jahren niemals gedacht, dass ich jemals so leben würde, wie ich es heute tue. Dass ich besser darin werde, mit meinen Dämonen und Krankheiten umzugehen. Dass sie immer weniger Kontrolle über mich haben, weil ich immer besser darin werde, mit ihnen umzugehen.

Wenn ihr heute einen Scheißtag habt, dann werde ich euch keinen »schönen Tag noch« wünschen. Sondern ich empfehle euch einfach, einen Tag zu haben. Bleibt am Leben, gebt euch was zu essen, zieht was Bequemes an und habt noch etwas Geduld mit euch. Gebt euch nicht auf. Es geht vorbei.

Setzt euch nicht unter Druck. Vergleicht euch nicht mit anderen – gesund oder krank. Nur weil ich es schaffe, so offen mit meinen Krankheiten umzugehen, muss das nicht jeder von euch genauso machen. Ihr – nicht eure Erkrankungen – wisst eigentlich ziemlich gut, was das Richtige für euch wäre. Was ihr braucht, was euch guttut, was ihr lieber sein lassen solltet. Ich wünsche euch, dass ihr es schafft, diesem Teil immer mehr Aufmerksamkeit zu geben und dafür dem »Was sollen nur die anderen denken«-Teil immer weniger.

Und ja, ihr müsst nicht alle ein Buch schreiben, euch auf Bühnen stellen, der Welt von euren Problemen erzählen – trotzdem wünsche ich mir, dass wir alle es schaffen, offener mit unseren Krankheiten umzugehen. So als wären es körperliche Krankheiten. Nur wenn wir zeigen, dass nicht jeder Mensch mit psychischen Problemen »hoffnungslos« ist, wird sich der Ruf, das Bild in der Gesellschaft verändern.

… Angehörige

Freunde, Partner, Eltern, Kinder, Geschwister, Familien: Ihre Aufgabe ist es, da zu sein, zuzuhören, wo es passt – und gewünscht ist –, zu helfen und zu unterstützten. In Zeiten, in denen es der Krankheit besonders gut und dem Betroffenen besonders schlecht geht, sind Sie es, die die Fahne der Hoffnung hochhalten müssen – auch wenn dies teilweise zu einem enormen Kraftakt werden kann.

Sie müssen daran glauben, dass es besser werden kann, dass der Betroffene krank ist, sich das alles nicht ausgesucht hat, dass es Hilfe gibt und dass Sie auch nach dem 200. Loch, dem 17. Rückfall und dem dritten Selbstmordversuch noch da sind und ihn mit der Krankheit nicht allein lassen. Sondern so gut es geht mitkämpfen oder wenigstens vom Seitenrand anfeuern.

Es ist aber auch Ihre Aufgabe, für sich selbst zu sorgen. »Nur« weil jemand krank ist, heißt es nicht, dass alle nach seiner Pfeife tanzen müssen. Auch einem Betroffenen gegenüber dürfen Sie sagen, dass Sie nicht mehr können, dass Sie verflucht wütend auf diese sch... Depression sind, dass Sie sich wünschten, es wäre alles »normal«, dass es Ihnen wehtut, denjenigen leiden zu sehen.

Aus meiner Sicht wohl mit das Schlimmste, was das Umfeld tun kann, ist sich zu verstellen. So tun als ob. Die eigenen Gefühle zu verbergen, zu lachen, wenn einem doch nach weinen zumute ist. Zu lächeln, wenn man vor Wut eigentlich brüllen möchte. Viele Betroffene sind äußerst sensibel für die Gefühle ihres Gegenübers und merken oft, dass da was nicht stimmt. Da aber eine doofe Krankheit im Kopf sitzt, beziehen sie dieses »komische Gefühl« auf sich selbst, suchen bei sich den Fehler und nicht beim Gegenüber. Machen Sie es den Betroffenen leichter und den Krankheiten schwerer, und bleiben Sie ehrlich. Bleiben Sie echt – mit allen Facetten.

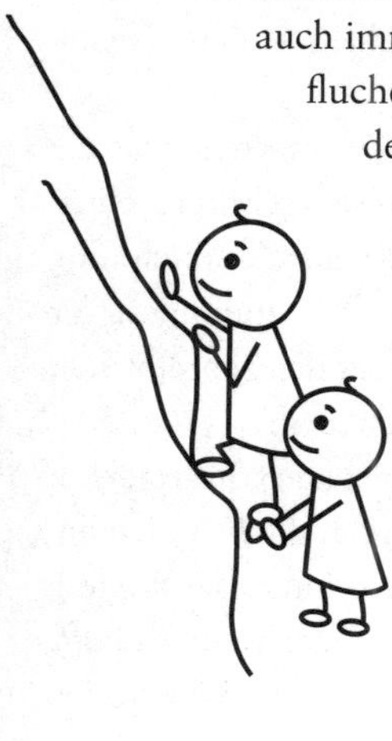

Besonders erwachsenen Angehörigen muss ich auch immer wieder sagen, dass es auch okay ist, zu fluchen, zu schimpfen – über die Krankheit oder den Betroffenen. Das muss ja nicht immer in Anwesenheit der kranken Person passieren. Manchmal kann es guttun, seinen Gedanken und Gefühlen woanders Luft zu machen. Einfach mal die ganze Wut, den Frust, die Angst rauszulassen. Ob bei einem Therapeuten oder bei der besten Freundin. Wichtig ist nur: Es ist die Krankheit, auf die ihr böse seid, die all das macht – nicht der Mensch mit der Krankheit.

... Mitschüler, Kollegen, Nachbarn, Lehrer, Trainer, Vorgesetzte

Auch Sie sind Angehörige. Sie sind vielleicht nicht ganz so nah dran wie das engere Umfeld der Betroffenen, aber auch Sie können mit Ihrem Verhalten Einfluss darauf haben, wie es der Krankheit und dem Betroffenen geht.

Als Faustregel gilt: Wenn Sie merken, dass jemand ein Problem hat, sich erst einmal bewusst zu machen, dass das ganz schön Angst machen kann. Und dass dieser Angst nur begegnet werden kann, wenn mit dem Betroffenen geredet wird. Indem Sie fragen und zeigen, dass Sie gemerkt haben, dass was nicht stimmen könnte.

Mit das Schlimmste, was Sie tun können, ist wohl: ignorieren, lästern, vermuten, wegschauen. Denn wäre es Ihnen wirklich egal, wäre es Ihnen nicht aufgefallen. Vielleicht wurden Sie auch darauf hingestoßen, weil der Kollege auf einmal nicht mehr an seinem Schreibtisch saß, weil der Schüler einen Selbstmordversuch hinter sich hat, weil bei der Nachbarin die Polizei vor der Tür stand. Sie haben es sich nicht ausgesucht, mit dem Thema konfrontiert worden zu sein.

Und jetzt haben Sie zwei Möglichkeiten: das machen, was die meisten machen. Vorurteile bestätigen, Ängste schüren, Unsicherheiten wegdrücken, mangelndes Wissen durch Ablehnung kompensieren. Dann entsteht für immer – oder zumindest für eine Weile – dieses ungute Gefühl, wenn Sie auf den Schreibtisch, den Platz in der Klasse, das Nachbarhaus schauen.

Oder Sie sind mutig und schauen hin, fragen nach, informieren sich, bieten Hilfe an, schreiben eine Karte, rufen die Familien an. Nicht aus Sensationslust, sondern aus ernstem Interesse. Wichtig ist, den Betroffenen »normal« zu behandeln. Oder wenn es hilft: ihn so zu behandeln, als ob er eine körperliche Erkrankung hätte.

Der Kollege mit den Krücken nach dem Beinbruch beim Skifahren wird auch gefragt, wie es passiert ist, oder? Der Mitschüler mit dem Herzfehler wird auch in den Sportunterricht eingebunden, aber vorsichtiger, oder? Der Nachbar mit dem Autounfall bekommt auch ein paar Blumen, einen Kuchen, eine Karte, oder?

… Arbeitgeber

Sie haben es nicht leicht, das ist mir klar. Auch wenn ich noch nie in deren Position war, möchte ich mir gar nicht vorstellen müssen, wie groß die Verantwortung wiegt, wie schwer sich das anfühlen kann. Auch hier möchte ich Mut machen: Seien Sie selbstbewusst, experimentierfreudig, zuverlässig, kreativ und/oder gute Netzwerker, Zuhörer, Macher, Denker, Redner.

Was auch immer Sie auszeichnet, wie auch immer Sie Arbeitgeber geworden sind, meine Vermutung ist, dass Sie nicht nur ganz schön viel Macht, sondern auch Einfluss haben. Dass Menschen Sie bewundern, zu Ihnen aufschauen, weil Sie Vorbild sind.

Besonders beim Thema Mental Health können sich Arbeitnehmer, Teams, Abteilungen nur wirklich öffnen, wenn sie von oben das Signal bekommen, dass es okay ist, darüber zu reden. Dass sie keine Sanktionen zu befürchten haben. Dass der Chef persönlich die eigene, und die seelische Gesundheit seiner Firma auf der Agenda hat.

Nur dann können Maßnahmen wirklich greifen, Verhaltensänderungen sich wirklich durchsetzen, schwierige Themen wirklich angesprochen werden.

Das können »kleine« Dinge wie das ernsthafte Interesse am Wohlergehen der Menschen sein, die für die Firma arbeiten. Mental Health im Betrieb fängt bei einem guten Klima, Präventionsmaßnahmen, Kursen zu Stressmanagement, Bewegung, Ernährung an, führt über die Gestaltung von Meetings bis hin zur

Unterstützung im Krankheitsfall. Wenn Sie wüssten, wie viele Ihrer Mitarbeiter betroffen sind, wie viel Geld Sie das Ganze jeden Monat kostet, wie groß der Schaden ist, weil *nicht* geredet wird, dann würden Sie die läppischen Investitionen in ein paar Maßnahmen nur zu gerne tätigen, vermute ich.

Daher die Bitte: Schauen Sie in Ihrer Branche nach Best-Practice-Beispielen; lassen Sie den Kollegen, der mehrere Wochen zur stationären Therapie muss, nicht fallen wie eine heiße Kartoffel, sprechen Sie den Abteilungsleiter an, der schon morgens nach Alkohol riecht. Nehmen Sie Ihre Führungsrolle auch beim Thema psychische Gesundheit wahr.

… Medienmacher

Ach, ihr lieben Redakteure, Journalisten, Moderatoren und Filmemacher und Serienschreiber. Ihr seid leider ganz schön mit schuld an der Misere, in der wir uns heute beim Thema psychische Krankheiten befinden. Durch eure oftmals verzerrte, negative, unrealistische, überzogene und stigmatisierende Arbeit. Durch Filme, in denen schizophrene Axtmörder umherlaufen; durch Serien, in denen magersüchtige Mädchen bewundert werden; durch Beiträge, in denen psychisch Kranke in die Nähe von kriminellen Straftätern gerückt werden; durch Texte, in denen es nur um die schlimmsten, hoffnungslosesten, dramatischsten Fälle geht. Indem ihr Begriffe aus der Psychiatrie zweckentfremdet, eine ganze Stadt auf einmal an einer »Winterdepression« leidet oder Politiker sich »schizophren« verhalten.

Ja, ich weiß, Nachrichten müssen Aufmerksamkeit wecken, denn ich habe ja selbst Kommunikationswissenschaft studiert. Und ich spreche aus eigener Erfahrung, da ich schon einige Interviews gegeben habe. Meine Hochphase mit täglicher Selbstverletzung und hohem Alkoholkonsum hat immer eine kleine

Rolle gespielt, war in den darauffolgenden Artikeln dann aber immer der Aufmacher. Es ist wohl spannender, darüber zu berichten, wie schlecht es einem Betroffenen wie mir einmal ging, und weniger gern darüber, wie gut es mir heute geht.

Und ich weiß auch, dass es Kollegen von euch gibt, Medienleute, die in den letzten Jahren schon einiges dazugelernt haben. Die über Suizid nicht mehr berichten. Die wohl abwägen, ob es relevant ist, wenn ein Straftäter in therapeutischer Behandlung war. Die bei Beiträgen zum Thema psychische Gesundheit jedes Mal Telefonnummern und Hilfsangebote auflisten. Das macht mir Hoffnung.

Denn ich glaube auch, dass Journalisten nicht stigmatisieren wollen, sondern dass sie oft nicht wissen, welchen Schaden sie damit anrichten. Dass sie es uns Betroffenen schwer machen, dass es wehtun kann, wenn wir lesen, dass bei einer neuen Gewalttat wieder die Information auftaucht, »der Täter war wenige Jahre zuvor schon einmal in der Psychiatrie gewesen«. Vielleicht hat das aber gar keine Rolle gespielt?

Psychisch kranke Menschen sind ungefährlicher als »Normalbürger« – das zeigen inzwischen zahlreiche Statistiken. Journalisten könnten viel bewegen, indem sie ehrlich interessiert mit Betroffenen sprechen, sich darüber informieren, wie man gut über Krisensituationen schreibt, indem Charakteren nicht leichtfertig »krankhafte« Züge verliehen werden und sie sich um eine realistische Darstellung bemühen. Denn auch sie können einer der vier sein, die im Laufe des Lebens eine psychische Krankheit haben werden.

… Politiker

Vor ein paar Jahren war mir noch nicht klar, wie groß der Einfluss der Politik auf die Situation von psychisch kranken

Menschen ist. Bis ich mit meinem Engagement angefangen habe und ich mit Menschen aus den verschiedensten Bereichen geredet habe. Bis ich gemerkt habe, welche Auswirkungen Entscheidungen wie das Bayerische Psychisch-Kranken-Hilfe-Gesetz haben, das bei Betroffenen erhebliche Angst ausgelöst hat. Bis ich von Sozialarbeitern, Psychotherapeuten, Psychologen gehört habe, dass es an vielen Stellen die Politik ist, die ihnen das Arbeiten schwer macht – nicht die Patienten.

Wenn es die Politiker mit ihrer Arbeit, ihren Entscheidungen und Gesetzen nicht schaffen, die Situation für alle Beteiligten zu verbessern – wer denn bitte dann? Wenn nicht genügend Mittel dafür bereitgestellt werden, dass Betroffene, Klienten, Patienten ausreichend betreut werden können? Wenn nicht in Prävention investiert wird, was auf Dauer eine Menge Geld sparen würde? Wenn nicht mit gutem Beispiel vorangegangen wird und öffentlich auch über die eigenen Erfahrungen mit dem Thema geredet wird? Wenn nichts dagegen unternommen wird, dass Alkohol nur minimale Steuereinnahmen bringt, den Staat aber gleichzeitig Unsummen an Geld kostet? Wenn nicht verstanden wird, wie groß ein Problem ist, das jeden dritten Menschen (und somit Wähler) betrifft? Das jährlich über 10000 Menschenleben in Deutschland kostet?

Mein Appell lautet daher: Politiker, hört bitte damit auf, Gelder zu streichen. Gelder, die für die Betreuung, Versorgung, Behandlung von Menschen in Krisen, mit psychischen Problemen gebraucht werden. Wir brauchen das Gegenteil: Wir brauchen mehr Stellen, mehr Personal, mehr Anreize, damit junge Menschen sich für soziale Berufe entscheiden.

Nehmt euch ein Beispiel an Schweden und macht es der Alkoholindustrie nicht ganz so leicht, dass ihre Droge an jeder Ecke zu kleinen Preisen käuflich erworben werden kann. Steuern, staatliche Kontrolle, strengere Regelungen sind in diesem Fall mal eine gute Idee. Ich wiederhole mich gern: Alkohol bringt dem Staat jedes Jahr rund drei Milliarden Euro Steuereinnahmen. Kostet gleichzeitig aber 40 Milliarden. Wo ist da die Relation?

Und: Investiert in Prävention, in Aufklärungsarbeit, in Kampagnen, in Projekte. Besonders um junge Menschen zu erreichen. Über die Hälfte aller psychischen Probleme beginnt vor dem 14. Lebensjahr. Und je länger eine Krankheit ungestört bleibt, desto aufwendiger (und damit teurer) wird ihre Behandlung später, desto größer ist ihr (wirtschaftlicher) Schaden. Ganz zu schweigen von der Entstigmatisierung, die man damit erreicht. Ich selbst gehe nun schon seit mehreren Jahren in Schulen und rede mit den Schülern über meine Erfahrungen. Ganz offen, ohne Tabus, alle Fragen sind erlaubt. Und jedes Mal bin ich begeistert, welche Effekte wir mit diesen kurzen Interventionen erzielen. Wie dankbar die Schüler sind, wie positiv die Reaktionen, wie zahlreich die Fragen. Ganz nebenbei: Studien belegen, dass solche Begegnungen langfristige Wirkungen haben. Was wir in den paar Stunden erreichen, hält im Zweifelsfall ein ganzes Leben.

… Fachleute

Liebe Behandler, Psychologen, Sozialpädagogen, Therapeuten, Pfleger und Ärzte, euch möchte ich vor allem drei Dinge sagen:

1. Diagnosen. Schon an mehreren Stellen dieses Buches habe ich anklingen lassen, dass meiner Meinung nach nicht die Diagnosen an sich, sondern unser Umgang damit das eigentliche Problem sind. Dass wir – auch die Profis – dazu neigen, nicht mehr den Menschen zu sehen, sondern seine Diagnose, mit all den Vorerfahrungen, Meinungen, (vermeintlichem) Wissen, Vorstellungen und Bildern im Kopf. Ich wünsche mir von euch, dass ihr auch den zehnten Borderline-Patienten mit

offenem Blick aufnehmen könnt, auch wenn die neun davor vielleicht anstrengend waren. Ich wünsche mir, dass ihr mehr zuhört, euch nicht von Diagnosen und den »lauten« Problemen davon abhalten lasst zu merken, was wirklich los ist. Ich wünsche mir, dass ihr den Menschen vor euch seht und nicht eure Erinnerungen an andere Patienten.

2. In den letzten Jahren habe ich gemerkt, dass einige Fachleute dazu neigen, von den Patienten, mit denen sie täglich umgeben sind, auf *alle* Betroffenen zu schließen. Dieser Kurzschluss kann zu manch wunderlichen Ansichten führen. Seid euch bewusst, dass psychische Krankheiten genauso weit gestreut sind wie alles andere. Dass es unter uns dysfunktionale und funktionale, nette und unfreundliche, reiche und arme, intelligente und weniger kluge, sportliche und faule, zuverlässige und unzuverlässige, lustige und traurige, laute und leise Menschen gibt. Wenn man den ganzen Tag auf der Krisenstation, im Nobelviertel der Stadt oder in der Tagesstätte arbeitet, dann vergisst man leicht, dass dies nur ein kleiner Ausschnitt der Realität ist. Ich wäre euch dankbar, wenn ihr euch das ab und zu bewusst macht.

3. Und mein letzter Punkt ist der mir wohl wichtigste, aber auch der schwerste: Fangt an, über eure eigenen Erfahrungen mit psychischen Problemen zu reden! Bitte! Denn erstens gehört ihr genauso zu den Statistiken wie jeder andere, zweitens habt ihr euch dieses Arbeitsfeld meistens nicht ganz ohne Grund ausgesucht, und drittens zeigen die Zahlen leider, dass gerade ihr besonders stark von Depressionen und Suizid betroffen seid. Ihr seid auch nur Menschen, ihr müsst für den Patienten nicht perfekt sein. Wenn ihr offen darüber redet, dass ihr auch schon die eine oder andere Krise, Episode oder manche Probleme gemeistert habt, dann macht euch das

einfach nur zu einem noch besseren Gesprächspartner. Tut es für die Patienten, tut es für die Entstigmatisierung, aber tut es vor allem auch für euch selbst. *#redenhilft*

… Ungläubige

Sie glauben weiterhin, dass Menschen mit Depression sich einfach nur zusammenreißen müssen? Dass jemand mit Anorexie »halt einfach mal gscheid essen muss«? Dass eine Alkoholkranke eben »einfach nicht mehr trinken soll«? Nun, ich wünsche Ihnen keine psychische Krankheit, denn das hat einfach niemand verdient.

Ich habe inzwischen gesehen, dass es Menschen gibt, bei denen das, was ich sage, einfach nicht ankommen will. Bei denen auch die besten Argumente nichts helfen, die besten Erklärungen nichts bewirken, die besten Artikel nichts ändern. Ich habe aber auch die Vermutung, dass gerade bei diesen Menschen eine Menge Angst dahintersteckt. Angst, dass jemand merkt, dass sie vielleicht mehr mit dem Thema zu tun haben, als sie gerne hätten. Angst, dass jemand herausfindet, dass die eigene Tochter gerade in der Klinik ist, die Frau schon wieder seit drei Wochen nicht von der Couch aufstehen kann, der eigene Kopf manchmal Gedanken präsentiert, die so nicht gewollt sind.

Deswegen wünsche ich Ihnen, dass auch Sie merken, dass Reden helfen kann, dass Ängste vorübergehen können, dass Hilfe annehmen okay ist.

… mich

Jetzt kommt etwas Besonderes! Dies ist der einzige Teil des Buches, den es in dieser bzw. einer sehr ähnlichen Form und mit dem Titel *Geschenk an mich* schon auf meinem Blog zu lesen gab. Ich möchte ihn an dieser Stelle gerne mit Ihnen teilen, weil er für mich so besonders ist. Ich habe lange um ihn gekämpft, bin lange um ihn herumgeschlichen, habe ihn vor mir hergeschoben und immer wieder vertagt.

Selten habe ich an einem Artikel so lange gearbeitet. Habe so viel geschrieben und wieder gelöscht. Um es dann nochmal zu schreiben – und nicht zu löschen. Denn es geht darum, was sich bei mir und für mich in den letzten Jahren positiv verändert hat. Und das ist gar nicht so wenig. Das alles habe ich in diesem Artikel zusammengetragen, um ihn dann am 18. August 2017 online zu stellen. Ich habe versucht, nichts zu vergessen, und saß schließlich vor einer Liste, die mir auch heute beim Durchlesen noch Bauchkribbeln verursacht.

Das nur als Einleitung, alles andere, was noch gesagt werden muss, sage ich in den folgenden Zeilen:

HAPPY EVERYDAY TO ME!

Ein Artikel für mich. Von mir. Dass ich gerade erst Geburtstag hatte, hat mit diesem besonderen Geschenk an mich selbst wenig zu tun. Genauso gut hätte ich ihn mir zu jedem anderen Tag des Jahres überreichen können. Denn eigentlich habe ich jeden Tag Grund zu feiern.

Bin ich also wieder ein Jahr älter geworden. Schlimm? Nö, überhaupt nicht. Aber halt doch irgendwie nicht ganz so ein Tag wie jeder andere. Und auch wenn ich eigentlich lieber verschenke, als geschenkt zu bekommen, hab ich mir gedacht, ich schenke mir mal was. Und zwar einen richtig positiven Artikel. Über mich.

Nennt es Rückblick, nennt es Zusammenfassung. Nennt es, wie ihr wollt. Ich werde versuchen, keine Relativierungen, Abers und Kleinmachungen zu benützen. Mal sehen, wie gut mir das gelingt.

Schlüssel der Veränderung

In meinen wöchentlichen Therapiesitzungen geht es viel darum, dass ich einfach kein positives Haar an mir selbst lassen kann. Für alles, für wirklich jeden Punkt findet mein Kopf Gegenargumente. Und dabei muss es nicht um die großen Dinge gehen.

Sätze wie »Dommi, du bist ein wertvoller Mensch« funktionieren einfach nicht, weil daraufhin nur ein schallendes Gelächter in meinem Kopf ertönt. Also hab ich mich an immer kleineren Dingen versucht. Zum Beispiel »Du hast einen guten Uni-Abschluss« oder »Du bist einen Marathon gelaufen« oder »Dein Englisch ist super« – da kommen dann Argumente wie »Das machen so viele andere auch« oder »Andere laufen viel schneller als du« oder »So besonders ist das jetzt auch nicht«.

Egal, womit ich es versuche, nichts hat eine Chance gegen meinen selbstkritischen oder eher selbsthassenden Kopf. Selbstliebe? Selbstmitgefühl? Selbstakzeptanz? Alles Dinge, die mir so richtig fremd sind. Nicht nur beim Artikel über die Selbstverletzung hatte ich ja schon mal erwähnt, dass eine ordentliche Portion Selbsthass eine ziemlich große Rolle in der Misere spielt.

Und dann, eines Tages – ich glaube, es war während einer Morgenmeditation – hatte ich plötzlich diesen einen Satz im Kopf: »Ich hab mich verändert.« Könnte man im ersten Moment natürlich auch negativ auffassen. Veränderung ist für mich aber generell sehr positiv belegt, daher funktioniert dieser Umweg bei mir wohl. Denn dass ich mich verändert habe, das kann selbst mein übermächtiger Kopf nicht leugnen. Das ist eine Tatsache. Das ist so.

Dommi 2.0

Dieser Satz ist für mich jetzt zu einem Schlüssel geworden. Vielleicht kann ich (noch) nicht mit echter Überzeugung sagen, dass ich mich selbst mag oder dass ich wertvoll bin oder was auch immer. Aber das Erkennen, wie wenig ich noch mit dem Menschen vor – sagen wir fünf – Jahren gemein habe, ist schon mal ein ganz schöner Hammer. Und in vielen Momenten in den letzten Jahren hab ich mir nicht mal erträumen können, dass ich eines Tages so weit kommen würde. Dass ich zu der Dommi werden würde, die ich heute bin.

Im normalen Treiben und Trubel des Alltags vergesse ich aber leider gerne, wie viel ich schon erreicht habe. Wie viel ich geschafft habe. Wie sehr ich mich verändert habe.

Der Fokus liegt einfach leider – wie wohl generell im Leben und bei vielen Menschen – viel zu sehr auf dem Negativen, dem Schlechten, den Baustellen und Mängeln. Bei mir heißt das dann eben, dass Rückschläge und Löcher im Verhältnis viel zu viel Aufmerksamkeit bekommen. Und all die Fortschritte, Lichtblicke und Highlights untergehen.

Das will ich mit diesem Artikel ändern! Will mir meine Veränderung bewusst machen. Nicht so nebenbei, bisschen hier, bisschen da. Für die Dauer dieses Artikels meine kleinen und großen Ziele und Errungenschaften feiern – vielleicht ja sogar darüber hinaus.

Deswegen: **Dommi – Aufgepasst! Jetzt geht's um dich und was für 'ne tolle Socke du bist!**

Healthy Body

Ganz ehrlich: Ich war vielleicht nicht fett, aber als mindestens dicklich würde ich mich schon bezeichnen. Sport kannte ich nur aus dem Fernsehen und nach einer Etage Treppen hab ich fies geschnauft. Heute tut es mir leid, was ich meinem Körper jahrelang angetan habe – aber ich habe aus den Fehlern gelernt und bin heute meistens ziemlich gut zu diesem biologischen Wunderwerk, das ich mein Eigen nennen darf.

Bewegung: Fangen wir mit so etwas Allgemeinem an. Ja, ich bewege mich heute sehr, sehr viel mehr als früher. Mein Fahrrad ist mein treuester Begleiter, 10 000 Schritte am Tag keine große Sache. Kaum ein Tag, an dem ich mir nicht eine

Einheit gönne – sei es eben Fahrrad, Bergsteigen, Schwimmen, Workout, Yoga oder ...

Laufen: Vor einigen Wochen bin ich meinen ersten Marathon gelaufen. Nach drei halben wurde es erstens Zeit und zweitens stand es auf meiner Bucket List, einmal einen zu finishen. Hättest du der Dommi 1.0 erzählt, dass sie 42,195 Kilometer laufen würde – und sogar Spaß dabei hat –, hätte sie dich ausgelacht und/oder ungläubig geguckt. Ist natürlich nicht von heute auf morgen passiert. Angefangen mit mehr Gehen als Laufen, ständig mit Stöpseln im Ohr und ALDI-Laufklamotten genieße ich inzwischen die Zeit beim Laufen als Auszeit für Kopf und Körper. Beide dürfen frei drehen. Ohne Berieselung. Und eine ganz ansehnliche Sammlung an Laufklamotten für jedes Wetter hab ich inzwischen auch. (Und mich auch schon für meinen nächsten Marathon angemeldet: am 8. April 2018 in Paris.)

Yoga: Hat mein Leben verändert. Vor drei Jahren hab ich noch verächtlich bis belustigt auf die Damen geblickt, die auf dem Fahrrad mit ihrer Yogamatte auf dem Rücken durch die Stadt gondeln. Heute gehöre ich selbst dazu. Inzwischen mache ich praktisch täglich Yoga. Und wenn es nur die »10 Minuten

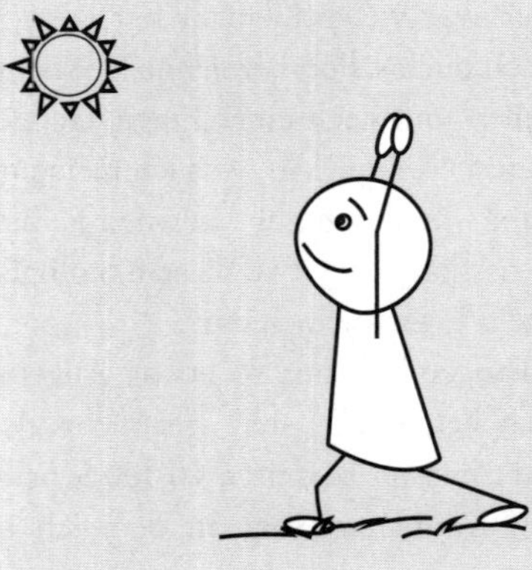

Quick Fix«-Session aus der besten Yoga-App ever ist. Sogar ins Studio gehe ich hin und wieder. Und kann mich dabei entspannen. Und ganz bei mir bleiben. Kein »O Gott, ich mache das bestimmt falsch, die machen sich sicher alle lustig über mich«. Wow! Yoga ist für mich die perfekte Kombination aus Sport, Ruhe, Bewegung, Meditation, Entspannung und Anstrengung – je nachdem, wie ich es gerade brauche.

Ernährung: Krass ausgedrückt: von Fertigfraß zu bewusster, ausgewogener, hauptsächlich vegetarischer Ernährung. Kaum noch Convenience Food, dafür viel frisches, unverarbeitetes Zeug. Kohlenhydrate, Zucker, Schlemmereien gibt es nicht so oft, dafür dann aber mit besonderem Genuss. Ich achte darauf, was ich meinem Körper gebe, ohne irgendwelche Nahrungsmittel zu verteufeln – von Verboten bin ich immer noch, generell und auch bei diesem Thema, kein großer Fan.

Alkohol: Von der täglichen Flasche Wodka hin zum gelegentlichen Glas und wochen- bzw. monatelangen Pausen. Schon geil, wie ich mein Anspannungsregulationsmittel Nr. 1 vom selbstzerstörerischen Konsum auf so ein Normalmaß runtergeschraubt habe. Respekt! Hier ist der Kampf, nicht zu schreiben, dass ja noch lange nicht alles gut ist, besonders groß. Aber ich bleibe bei meinem Vorsatz: nicht relativieren. Fakten auf den Tisch. Und die sind nun mal: Ich trinke nicht mehr annähernd in den Mustern und der Menge, wie ich es mal getan habe. Punkt.

Healthy Mind

Meditation: Vor ein paar Jahren war Stille mein größter Feind. Ohne Fernseher, Hörbücher, Radio oder Musik ging gar nichts. Meine Kopfhörer waren meine ständigen Begleiter. Heute suche ich nicht nur in meiner täglichen Meditation ganz gezielt die Stille, sondern kann sie auch im Alltag viel mehr wertschätzen und genießen. Die Entscheidung, nicht länger vor meinen eigenen

Worten, Gedanken, Bildern und Gefühlen wegzurennen, sondern mich ihnen auszuliefern, war eine der besten Veränderungen, die ich je gemacht habe. Nicht einfach, nicht schön – aber es hat sich gelohnt.

Achtsamkeit: Ganz im Hier und Jetzt sein. Den Augenblick genießen. Nicht in Plänen und Sorgen versinken, die in der Zukunft wohnen. Und nicht in Problemen oder Erinnerungen baden, die ich nicht mehr verändern kann. Wie schon im Mannheim-Artikel angedeutet ist dieses Mich-in-den-Moment-holen-Können eine meiner wichtigsten Waffen gegen meinen Borderline-Kopf.

Bewertung: Damit meine ich vor allem, andere Menschen ständig zu bewerten. Machen wir alle ständig und immer. Schublade auf, Mensch rein, Schublade zu. Unser Hirn ist faul und arbeitet eben gerne so. Das abzustellen bzw. einzugrenzen ist ein gutes Stück Arbeit. Gelingt mir auch beileibe noch nicht immer – aber ich werde immer besser darin. Das kam durch eine Mischung aus DBT-Therapie und Achtsamkeit. Wer bin ich, über andere Menschen zu urteilen, ohne nur den Hauch einer Ahnung zu haben, woher sie kommen? Und sobald man weniger bewertet, wird man selbst auch freier. Macht sich frei von der Bewertung anderer. Wieder ein Wahnsinnsgefühl, eine neue Freiheit.

Gelassenheit: Oh ja, ich bin gelassener als früher. Die Wut kann mich nicht mehr so leicht in ihren festen Griff nehmen. Ob anstrengender Gast oder langsame Kassiererin – mir gelingt es inzwischen ziemlich gut, Dingen und Menschen, die ich nicht ändern oder beeinflussen kann, keine so große Kontrolle mehr über mich zu erlauben. Auf jeden Fall eine Nach- bzw. Nebenwirkung von Meditation.

Hilfe annehmen: Ich habe verstanden, dass ich nicht alles alleine schaffe(n kann). Dass ich an manchen Stellen Hilfe brauche. Habe mir nicht nur professionelle Unterstützung in Form von Therapie gesucht, sondern bin auch besser darin geworden, im Alltag zu sagen, wenn ich Hilfe brauche.

Healthy Life

Fernsehen: Von der dauerhaften Hintergrundbeschallung zum verstaubten Möbelstück. So lässt sich in etwa meine TV-Karriere beschreiben. Ich war kurz davor, wirklich alle Folgen von *Big Bang Theory*, *How I Met Your Mother* & Co. mitsprechen zu können. Heute habe ich gar keinen Fernseher mehr. Schaue weiter Nachrichten, Serien und Filme. Aber selten. Und dann ausgewählt und bewusst. Es gibt einfach so viel Besseres zu tun. Vor allem Lesen.

Nachhaltigkeit/Umwelt: Gott war mir das früher egal! Natur? Umweltschutz? Hab ich mal von gelesen. Heute ist mein Bewusstsein dafür enorm groß. Angefangen hat es beim Fleisch, dann kamen Lebensmittel generell, dann Kleidung und jetzt langsam Kosmetikprodukte. Wenn man einmal anfängt, sich mit dem Weg zu beschäftigen, den ein Produkt bis in die eigenen Hände hinter sich hat, dann kann man bei vielen Geschäften nicht mehr einkaufen gehen. Geht einfach nicht mehr.

Beruf(ung): Ich habe etwas gefunden, für das ich brenne, das mich antreibt. Habe eine Mission für mich entdeckt: Ich möchte (und werde) verändern, dass und wie wir über psychische Krankheiten reden. Merke, dass ich etwas verändern kann, anderen helfen kann – und dabei gleichzeitig mir helfe. Bekomme erste Aufträge als Autorin, arbeite mit Schulklassen, helfe beim Münchner Borderline-Trialog mit, engagiere mich für Mental Health Europe, betreibe, pflege und fülle meinen Blog – und da geht noch so viel mehr!

Selbstfürsorge: Ich gönne mir was. Ich bin es mir wert, Geld und Zeit in mich zu investieren. Ob das ein gutes Essen ist, eine ausgiebige Massage, eine Stunde Lesen. Ich schaue, dass ich mir ab und zu ganz bewusst irgendwas Gutes tue. Oft schreib ich mir das wirklich als Termin in meinen Kalender – wie alles andere auch.

Healthy Everything

Sozial: Auch in sozialen Belangen bin ich gelassener geworden. Und selbstsicherer. Aus der ausgeprägten sozialen Angststörung ist mittlerweile ein verkümmertes Pflänzchen geworden. Ich brauche keinen Alkohol mehr, um in Gesellschaft essen zu können. Laufe nicht vor Kleingruppenveranstaltungen davon. Die große Partymaschine werde ich wohl nicht mehr werden, habe ich aber inzwischen akzeptiert und kämpfe nicht mehr gegen ein unrealistisches Fantasiegebilde an.

Kommunikation: Ich rede (und schreibe) über Dinge, die mich beschäftigen, die mir Sorgen machen. Traue mich, Dinge offen aus- und anzusprechen. Sei es im Privaten oder in anderen Umfeldern. Habe verstanden, dass wir nun mal nicht gegenseitig unsere Gedanken lesen können und es Sprache einfach braucht, um zu verstehen und verstanden zu werden.

Selbstkenntnis: All diese Sachen haben mich insgesamt sehr viel näher zu mir selbst gebracht. Ich kann mich heute nach meinen Bedürfnissen richten, weil ich endlich merke, dass und welche Bedürfnisse ich Habe. Kein blindes Funktionieren oder nach fremden Maßstäben handeln mehr. Heute weiß ich, was mir guttut. Ich werde immer besser darin, auch wirklich nach meinen Gefühlen zu handeln. Und nicht nach hätte-könnte-sollte-müsste.

Berge: Und last but not least: Ich habe mir die Berge erschlossen! Habe gemerkt, wie viel Kraft sie mir geben. Vom bergauf-schnaufenden-und-schimpfenden Motzknubbel bin ich zum absoluten Bergmädchen geworden. Würde am liebsten jeden Tag irgendwo rauf. Habe auf Hütten ohne warmes Wasser und mit 20 anderen Menschen in einem Raum geschlafen – und es gut gefunden. Habe mir die Ruhe erarbeitet, den Gipfel, die Stille, den Ausblick, das Panorama wirklich zu genießen, anstatt ruhelos und von inneren Kämpfen getrieben gleich weiterzuziehen. Habe viele Momente und Erlebnisse gesammelt, die mir nichts und niemand mehr nehmen kann. Und habe noch lange nicht vor, damit aufzuhören!

Sag niemals nie

Wow – eine ganz schöne Liste, die sich da angesammelt hat. Ich bin selbst ein bisschen überrascht/beeindruckt und auch ein wenig gerührt. Und habe immer noch das Gefühl, dass etwas fehlt. Dass ich der Dommi 2.0 noch nicht ganz gerecht werde. Aber es ist auf jeden Fall ein Anfang.

Es geht mir hier nicht darum zu zeigen, wie toll ich bin oder welch ein Übermensch ich geworden bin. Bin ich ja auch nicht. Aber mein Leben hat sich in vielen Bereichen definitiv zum Positiven gewendet. Und darauf kann ich wohl stolz sein.

Natürlich steckt hinter vielem von dem, was ich hier jetzt in einen kleinen Absatz gepresst habe, eine Riesenmenge Arbeit. Nichts von den angesprochenen Punkten kam von heute auf morgen. Kleine Schritte, andauernde Prozesse, stetige (Weiter-) Entwicklung.

Vielleicht ist dieser Artikel ja nicht nur ein Geschenk an mich, sondern auch an andere Betroffene – und vielleicht auch einfach an jeden. Denn er zeigt, dass wir uns ändern können. Dass nicht alles so bleiben muss, schlecht bleiben muss.

Ich versuche inzwischen, das Wort »nie« so gut es geht zu vermeiden. Kein »Das werde ich nie tun« oder Ähnliches. Denn dafür habe ich inzwischen zu viele Dinge, von denen ich nie gedacht hätte, dass ich sie mal erreiche, mache, sage, gut finde .. Das schöne Sprichwort »Sag niemals nie« hat also mal wieder recht.

Und irgendwie bin ich jetzt schon gespannt, welchen Artikel ich mir in weiteren fünf Jahren schenken werde.

Kein Zurück!

Dies war wahrlich kein einfacher Artikel für mich. Immer wieder bin ich abgedriftet, wollte kleinreden, relativieren, mir selber meine Fortschritte wegnehmen – wie ich es oben ja schon geahnt hatte. Viele Buchstaben, Worte, Sätze und Absätze habe ich wieder zurückgenommen. Manche in einen anderen Artikel verschoben. Andere gelöscht.

Sobald ich diesen Post zu euch rausgeschickt habe, werde ich es bereuen. Werde mich schlecht fühlen. Werde nur das Schlechteste von mir denken. Und trotzdem bin ich froh, dass ich ihn mir erkämpft habe. Das ist dann wohl das eigentliche Geschenk an *mich*.

DANKE, BORDERLINE! MERCI, DEPRESSION! CHEERS, ABHÄNGIGKEIT!

Ich habe in den letzten Jahren einiges gelernt. Über mich. Und das Leben. Und dafür bin ich auch dankbar. Bei all den schlechten, schlimmen, den verlorenen Jahren und Erinnerungen, Schmerzen und Dunkelheit bin ich heute so weit, dass ich mich bei meinen drei Kompagnons auch bedanken kann. Denn durch all das, was ich erlebt habe, bin ich in manchen Dingen heute wohl schon ein bisschen weiter als so mancher Altersgenosse. Habe früher lernen dürfen, was im Leben zählt, wie ich für mich sorgen kann, was mir und für mich wichtig ist, wo meine Stärken und Schwächen sind.

Ich habe gelernt, bei mir und im Moment zu bleiben, nichts auszuschließen und alles zu erwarten. Ich habe gelernt, dem Lauf der Dinge zu vertrauen und darauf, dass schon alles so kommen wird, wie es kommen soll. Dass das Leben mich am Ende noch immer in die richtige Richtung geschubst hat. Aus diesem Grundvertrauen ziehe ich heute enorm viel Kraft, wenn es auch immer noch neu für mich ist.

Ich habe gelernt, dass es am Ende immer um Balance geht. Darum, die *goldene Mitte* zu finden, und dass die Wahrheit meistens irgendwo in ihrer Nähe liegt. Dass Extreme selten gut sind, dass es wenig *nur Gutes* oder *nur Böses* gibt. Dass es um Ausgleich, Gleichgewicht geht. Egal, ob Ernährung, Alkohol,

Gefühle, Sport, Arbeit oder Besitz. Ich habe gelernt, dass es okay ist, Gefühle zu haben – auch wenn nicht alle schön sind. Ich habe gelernt, mit ihnen umzugehen und sie nicht wegzuschieben.

Über jeden Abschnitt dieses Buches hätte man ohne Probleme ein eigenes Buch schreiben können. Ich erhebe keinen Anspruch auf Vollständigkeit und weiß, dass manche Gedanken, Ansätze, Begriffe, die ich verwendet habe, mitunter umstritten sind. Der eine oder andere Fachmann wird mir vielleicht vorwerfen wollen, dass hier oder dort etwas falsch ist.

Daher betone ich noch einmal: Ich schreibe über meine Erfahrungen, von meinem Standpunkt aus, mit meiner persönlichen Meinung. Weder kann ich für alle Betroffenen sprechen noch möchte ich das. Diese Seiten sind mein Versuch, Gespräche in Gang zu bringen, Ein-, Über- und Ausblicke zu liefern und vor allem zu zeigen, dass *#redenhilft* und *#zuhörenauch*.

Meine Wünsche

Meine Geschichte ist weder besonders außergewöhnlich – jedenfalls in der Psychoszene – noch besonders schlimm oder hebt sich in irgendeiner Weise besonders von den vielen anderen ab.

Was meine Geschichte besonders macht, ist, dass ich sie nutze. Nutze, um Gespräche in Gang zu bringen, Gedanken zu bewegen, Vorstellungen über den Haufen zu werfen – damit sich etwas ändert. Nicht im Speziellen für mich, sondern für uns alle. Und käme nun die Bücherfee angeflattert und würde mir sagen, ich hätte für jedes Kapitel einen Wunsch frei – also elf –, dann sähe das wohl irgendwie so aus:

Ich wünsche mir, dass …

… wir über psychische Probleme so alltäglich, so »normal« reden wie über alle anderen körperlichen Beschwerden.

… Betroffene keine Angst mehr haben müssen, sich zu outen – weder im Privat- noch im Berufsleben.

… Prävention flächendeckend wird. Dass die Auseinandersetzung mit seelischer Gesundheit fest in den Lehrplan integriert wird.

… es Erste-Hilfe-Kurse auch für die Psyche gibt und wir alle lernen, wie wir helfen können.

… die Politik mehr Kassenzulassungen vergibt, um die schlechte Versorgungssituation in Deutschland endlich etwas zu verbessern.

… wir verstehen, dass es nicht den einen Weg zu psychischer Gesundheit gibt. Dass viele Komponenten mit reinspielen, dass jede Erfahrung individuell ist, dass der Mensch und nicht die Buchstaben seiner Diagnose(n) zählen, dass Hilfe und Helfer bei jedem anders aussehen können.

… wir es schaffen, ein bisschen mehr Kindness, Verständnis, Toleranz und Respekt gegenüber unseren Mitmenschen zu zeigen.

… sich der Umgang mit Alkohol in unserer Gesellschaft bessert, er nicht mehr so dazugehört, er idealerweise teurer und schwerer erhältlich ist, dass man sich nicht mehr dafür rechtfertigten, sich erklären muss, wenn man *nicht* trinkt, sondern *dass* man trinkt.

… die Medien näher an die Realität kommen, wenn sie über Menschen mit psychischen Erkrankungen berichten und sie mit ihren Darstellungen das Bild eines Betroffenen nicht noch weiter verzerren.

… dass wir Möglichkeiten finden, Betroffene auch während der Behandlung in ihrem gewohnten Umfeld zu lassen, zum Beispiel mit mehr ambulanten Angeboten, Teilzeit-Krankschreibungen, flexiblen Arbeitsplätzen.

EPILOG – 20 JAHRE SPÄTER

Das Herz klopft, ich bin nervös, aufgeregt, angespannt – gleich geht's auf die Bühne, und Hunderte Augen werden auf mich gerichtet sein. Wir feiern heute das 25-jährige Bestehen von *Traveling | the | Borderline.* Was als Blog einer einzelnen jungen Frau angefangen hat, ist heute eine Bewegung, die jeden Tag Tausende von Menschen erreicht.

Wir reden heute offener, anders über unsere psychische Gesundheit. Am wichtigsten wahrscheinlich: Wir reden. Alle Prominenten, die heute hier auf der Bühne stehen, haben sich selbst als Betroffene geoutet – eine Tatsache, die noch vor 20 Jahren kaum möglich gewesen wäre. Ihre Offenheit hat maßgeblich dazu beigetragen, das Stigma zu bekämpfen und unseren Umgang mit Depressionen, Sucht, Angst-, Ess- und Persönlichkeitsstörungen zu verändern.

Mit unseren Events, Laufveranstaltungen, Vorträgen, Seminaren, Pop-Up-Cafés, den mobilen Aufklärungswagen, der Webseite samt Social-Media-Kanälen und Medienauftritten erreichen wir so viele Menschen, wie wir uns niemals erträumt hätten. Unsere Tools, Programme und Materialien sind mittlerweile in über zehn Sprachen erhältlich.

Unser Hashtag *#travelingtheborderline* hat mittlerweile mehr als zwei Millionen Posts gesammelt, unsere T-Shirts werden nicht nur in Deutschland, sondern auch darüber hinaus bestellt und getragen. Wir haben es »cool« gemacht, über Mental Health zu reden.

Es gibt kaum noch Schlagzeilen, bei denen »der Psycho« im Mittelpunkt steht.

Mit unseren Screening-Tools offline und online erreichen wir mittlerweile knapp 90 Prozent der Bevölkerung. Dank unserer Sponsoren konnten wir im letzten Jahr so viele Schulen besuchen wie noch nie zuvor. Wir haben es geschafft, dass Prävention und psychische Vorsorgemaßnahmen mittlerweile schon in der Grundschule auf dem Lehrplan stehen – und es bis zur Oberstufe bleiben.

Und auch schon vor der Einschulung konnten wir Erfolge feiern: Alle werdenden Eltern bekommen professionelle Helfer an ihre Seite – durch diese Art der Prävention wurde das gesamte System entlastet.

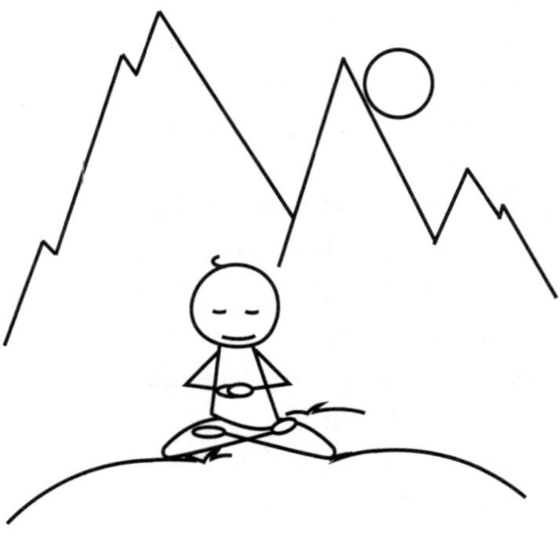

Wir helfen Firmen und Arbeitgebern, ihre Betriebe noch Mental Health-freundlicher zu machen, ihre Seminare und Meetings entsprechend umzugestalten.

Wir haben im ganzen Land »Talk Points« installiert, an denen die Menschen ins Gespräch kommen. Wir haben Senioren darin ausgebildet, Anlaufstellen für Menschen zu werden, denen es psychisch nicht so gut geht.

Besonders stolz sind wir darauf, dass heute kein Mensch in diesem Land mehr auf eine passende Behandlung warten muss. Dass die Versorgungssituation sich durch die zusätzlichen Kassenangebote, die langfristige Entspannung des Systems, die wir durch Prävention und Aufklärung erreicht haben, die durchschnittliche Wartezeit quasi eliminiert hat.

Ebenso freuen wir uns unfassbar, dass die Suizidrate heute den niedrigsten Wert seit Beginn ihrer Aufzeichnung erreicht hat – Tendenz fallend. Die Krankenkassen melden sinkende Kosten, weniger Arbeitsunfähigkeitstage und Frühverrentungen.

Und all das, weil wir damals angefangen haben zu reden.

DANKE, EINFACH DANKE!

* Lasse Münstermann
* Arvid Uhlig
* Mama
* Freddy & Pascal
* Philipp
* Bernie
* Natalie
* Dem Team der Schön Klinik in Hamburg & meinen Mitpatienten dort
* Frau O.-G.
* Der KaffeeKüche München – und allen Mädels dort
* Matt Haig
* Endrielly, mein Londoner CoWarrior
* Rebecca
* Miri
* Tina
* Marcel Bischofberger – MegaMarci
* BASTA – und besonders Elfriede Scheuring
* Allen Schülern, vor denen ich reden durfte
* Dem Münchner Aktionsbündnis für seelische Gesundheit ZehnZehn
* Allen meinen Bloglesern

* Dem Borderline Trialog – national, Hamburg und München
* Richard – für den entscheidenden Kontakt
* Peter R. S.
* Sissi
* Romanns – die wohl besten Nachbarn, die man sich wünschen kann
* Meinem Papa – da oben
* Dagmar Olzog & Andrea Löhndorf, für die tolle Betreuung

ZUM WEITERLESEN

https://www.bundesgesundheitsministerium.de/ministerium/meldungen/2017/juli/preistraegerin-vom-mental-health-hero-wettbewerb-ausgezeichnet.htmlc11387

https://www.frnd.de/zahlen-fakten/https://www.frnd.de

https://www.destatis.de/DE/ZahlenFakten/GesellschaftStaat/Gesundheit/Krankheitskosten/Tabellen/Krankheitsklassen Alter.html

https://www.bptk.de/aktuell/einzelseite/artikel/fast-80-mill.html

Vorlesung Klinische Psychologie

Gerring & Zimbardo – Psychologie

Stangl, W. (2018). Stichwort: »Sucht«. Online Lexikon für Psychologie und Pädagogik. www: http://lexikon.stangl.eu/632/sucht/(2018-10-17)

http://www.aktionswoche-alkohol.de/fakten-mythen/zahlen-und-fakten/

https://www.bundesgesundheitsministerium.de/themen/praevention/gesundheitsgefahren/sucht-und-drogen.html

https://www.deutsche-depressionshilfe.de/start

S3-Leitlinie/Nationale Versorgungsleitlinie Unipolare Depression – Langfassung – DGPPN: https://www.dgppn.de/_Resources/Persistent/d689bf8322a5bf507bcc546eb-9d61ca566527f2f/S3-NVL_depression-2aufl-vers5-lang.pdf

https://www.neurologen-und-psychiater-im-netz.org/psychiatrie-psychosomatik-psychotherapie/erkrankungen/bipolare-erkrankungen/verlaufsformen/
Schizophrenie – RKI: https://www.rki.de/DE/Content/Gesundheitsmonitoring/Gesundheitsberichterstattung/GBEDownloadsT/Schizophrenie.pdf?__blob=publicationFile
https://www.bzga-essstoerungen.de/wie-haeufig-sind-essstoerungen/

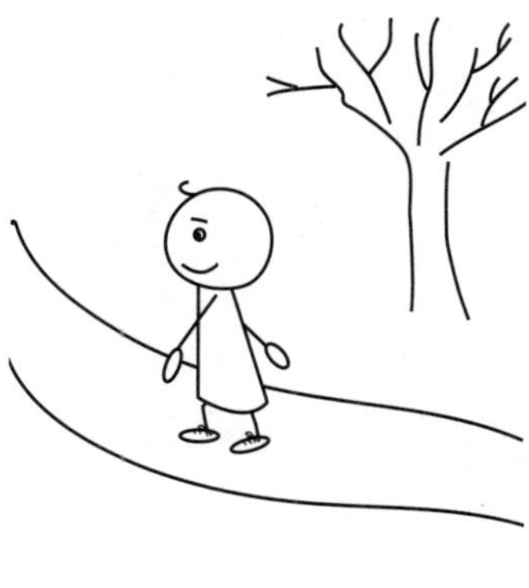

ZUR AUTORIN

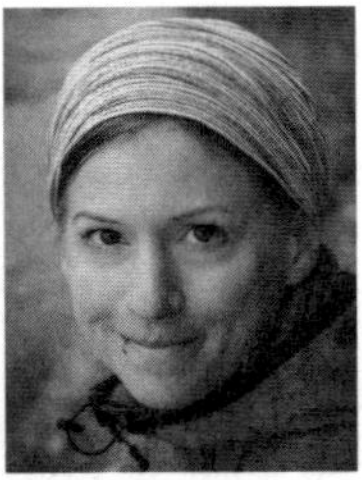

© Arvid Uhlig

Dominique de Marné, geb. 1986, litt 15 Jahre unter psychischen Problemen. Sie studierte Kommunikationswissenschaften und Psychologie, ist erfolgreiche Bloggerin und als Mental Health Advocate – als Botschafterin für seelische Gesundheit – unterwegs. Sie betreibt mit Freunden das »Berg und Mental« in München, das erste Mental-Health-Café in Deutschland.

www.travelingtheborderline.com